Touch for Health **Handbook**

With Chinese 5 Element Metaphors

タッチフォーヘルス ハンドブック
五行メタファー

ジョン・F・シー＆マシュー・シー【著】

John F. Thie, D.C. & Matthew Thie, M.Ed.

石丸 賢一【訳】

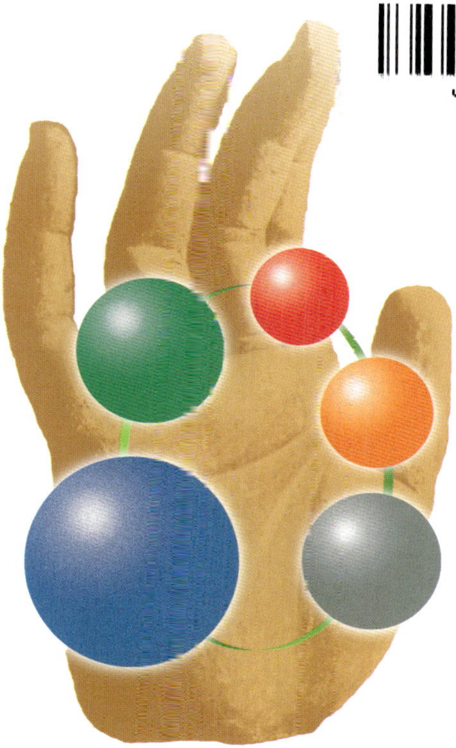

発行所：タッチフォーヘルスジャパン

発行人：石丸 賢一

こころとからだをつなぐ夢のかけ橋

それが五行のメタファー

気づきを高め

姿勢のバランスを取って元気を取り戻し

人生をエンジョイするための夢のかけ橋

それは・・・

あなたのビジョンを明確にします

心身のつまりを解消します

緊張をほぐして痛みを緩和します

気のバランスを調整します

そして・・・

何においても最高の業績をあげて

人生の目標にたどりつくことができます

本書の使い方

初めての方に

自分を愛し、夢を実現するヒントを与えてくれる現代風の箴言集として、気楽に読んでみてください。ふと目に止まった言葉があなた自身の気づきを深め、問題解決や目標実現の助けとなるでしょう。

どこを読むのか迷うようであれば、14ページの五行メタファーの目次や39ページの五行の一覧表を見て、五行と対応する色や感情をヒントにして読み進めていくといいでしょう。また、内臓の調子が悪い方は、15ページの経絡の目次を見て、対応するページを読むと、その不調を引き起こした心理的要因が分かるかもしれません。

肩こりや腰の痛みなどがあれば、15ページの筋肉メタファーの目次を参考にしてください。各筋肉を解説しているページには、その筋肉を感じるための方法が書いてあります。その通りに動かした時に痛みがあったり、逆に無感覚な感じがしたなら、その筋肉には何か問題がありそうです。メタファーが問題解決の参考になることでしょう。

タッチフォーヘルスを学ばれた方に

本書で紹介している「メタファー」とはバランス調整を深める魔法の言葉です。ピンと来た言葉を被験者に読んでもらうだけでも深い気づきが得られますが、筋反射テストで弱い反応が出た筋肉や、経絡や、五行のメタファーから先に読んでもらうと、より早く正確なメタファーを見つけることができます。

医療関係者の方々に

このメタファーを医療の一助としてお使いいただくことができます。「病は気から」と昔から言われていますが、病気の一因である「気持ち」に焦点を当てた「言葉によるセラピー」とお考えください。

内臓疾患であれば、経絡（臓器の機能）メタファーが参考になることでしょう。肩こり、腰痛、その他、筋肉の問題であれば、筋肉メタファーを参照してください。メタファーのキーワードを患者さんに投げかけるだけでも、症状が一転することがあるでしょう。

ただし、より的確に使用するには、タッチフォーヘルスを始めとしたキネシオロジーを学んで、筋反射テストをマスターされることをおすすめします。また、それに付随したカウンセリング技術も大切な要素となります。詳しくは、巻末の日本タッチフォーヘルス協会までお問い合わせください。

本書の構成について

本書では、心と体のつながりを理解するための、五行メタファーと経絡メタファー（臓器の機能）と筋肉メタファーを紹介しています。メタファーの基本的な考え方については16〜25ページを読んでください。

この五行—経絡—筋肉は相互に関連しあっています。つまり、五行の各要素「木」「火」「土」「金」「水」のそれぞれに二つの経絡（「火」は四つ）が属しており、さらに、各経絡にいくつかの筋肉が属しているのです。

各ページの再下段の欄外を見ると、それが何のメタファーと関係しているかを知ることができます。たとえば、大胸筋鎖骨部のコーナー（43ページ）の最下段には「土－胃経－大胸筋鎖骨部」とありますが、これは、大胸筋鎖骨部という筋肉が胃経に属しており、その胃経は五行では「土」に属しているということを示しています。

なお、各コーナーには薄いベージュ色で囲まれた「問いかけ」があります。この問いかけから連想されるものが、あなたを助けてくれるメタファーを探すヒントとなるでしょう。

五行メタファーのコーナー

ここでは、五行についてその性質を詳細に説明しています。各コーナーは以下の13項目を順に解説してあります。その一覧表はP39に掲載されているので参考にしてください。
（1）メタファーイメージ （2）相生関係 （3）相剋関係 （4）色 （5）季節 （6）気象 （7）匂い （8）味覚 （9）感情 （10）音声 （11）強化対象 （12）育むべき個人の力 （13）世界の見え方の成長段階。

その中に「相生関係」「相剋関係」という聞き慣れない言葉が出てきますが、これは五行が相互に生みだしあったり（相生）、コントロールしあったりする（相剋）関係を意味しています。

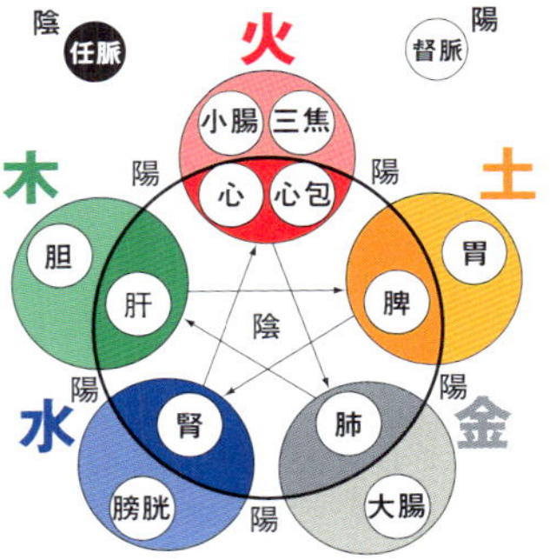

経絡（臓器の機能）メタファーのコーナー

経絡メタファーは臓器の機能と深く関係し、経絡を流れる気の流れは一日24時間をかけて順番に臓器を活性化しています。タッチフォーヘルスではこれを「日輪の法則」と呼び、本書では、その順番で経絡メタファーを紹介しています。なお、経絡には陰と陽があり、五行と陰陽の組み合わせによる十二種類の経絡が存在しまが、任脈（陰）と督脈（陽）は五行に属していません。

経絡メタファーのコーナーは、

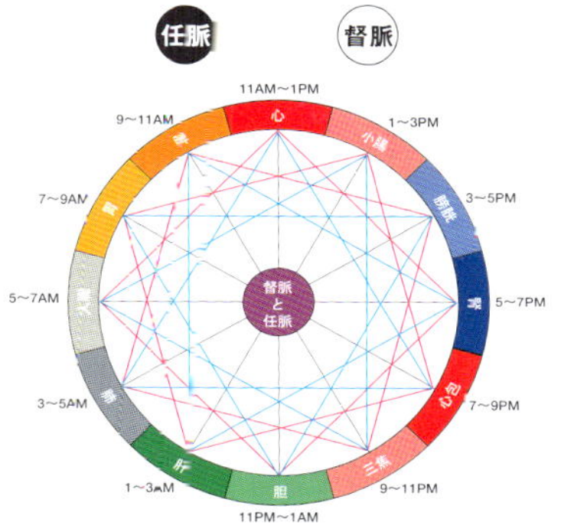

①経絡チャート図（次ページ参照）
②経絡メタファーの解説
の2つで構成されています。

筋肉メタファーのコーナー

筋肉メタファーのコーナーは、①その筋肉を感じてみるための動き　②メタファーの解説　③筋反射テストの方法　④解剖図　の4つで構成されています。

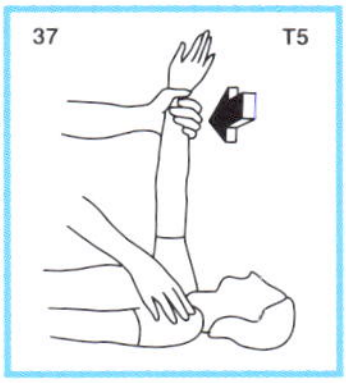

筋反射テストはタッチフォーヘルスの中核にある技術で、正確に行うには講習会に出て学んでいただく必要がありま す。初めてタッチフォーヘルスに触れる方は、この部分は参考程度に見ていただくといいでしょう。

解剖図は、黄色い網かけ部が該当する筋肉を示しています。

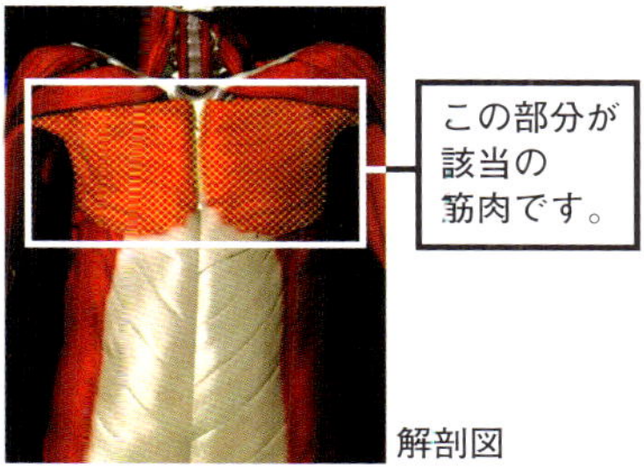

解剖図

経絡メタファーのコーナーの冒頭には、タッチフォーヘルスで用いる調整ポイントが見開きで図示されていますが、ここで各ポイントの意味を簡単に説明しておきます。

各調整ポイントの詳細な使用法については、『タッチフォーヘルス健康法』を参照してください。

【経絡チャート図】

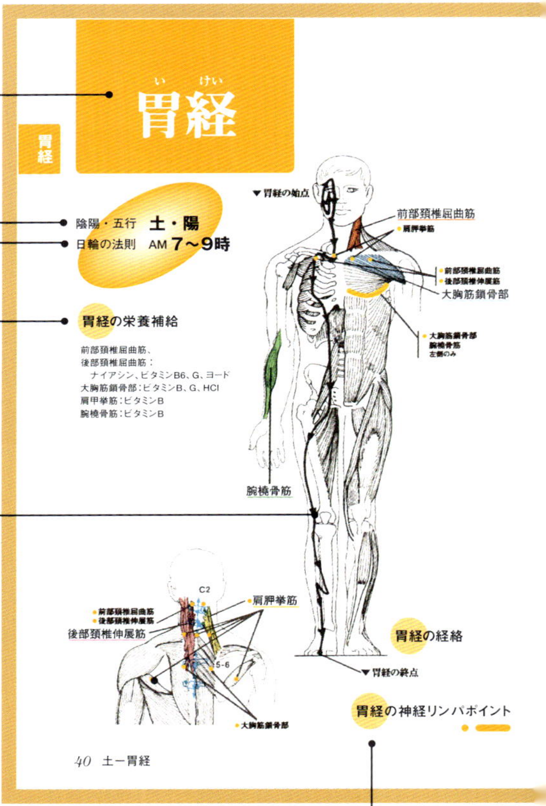

経絡名
経絡の名前です。

陰陽・五行
その経絡の属する陰陽と五行を示しています。

日輪の法則
該当経絡が一番活性化する時間が示されています。

栄養補給
その経絡の筋肉を強化する栄養素の例を示しています。正確には筋反射テストで調べてください。

経絡の流れ
経絡の流れを示しています。経絡には始点と終点があり、正常な場合には始点から終点に向かって気が流れています。

神経リンパポイント
リンパ液の流れをよくして、筋肉や内臓の正常な働きを回復させるポイントです。人体図の中に経絡色で塗られた●や▬▬の部分です。
同じ筋肉の左右どちらかだけが筋反射テストで弱く変化した場合、このポイントをしっかり押すだけでバランスが取れます。

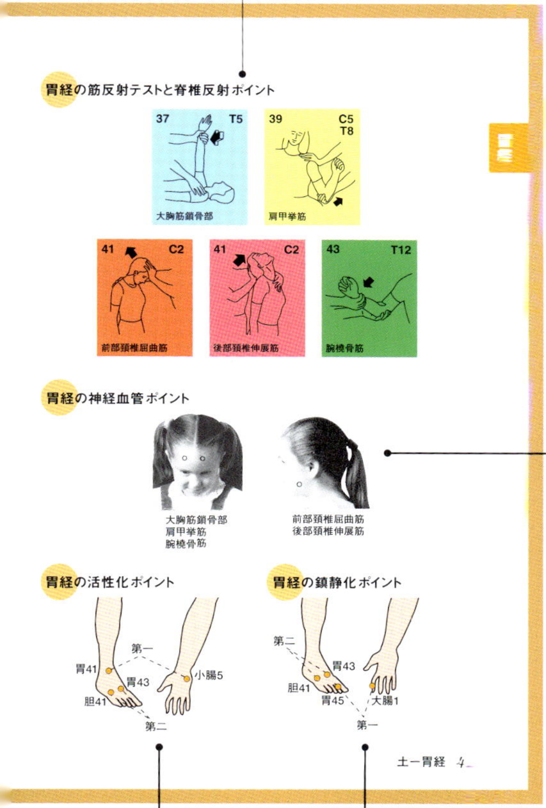

筋反射テストと脊椎反射ポイント

各筋肉が正常に機能しているかどうかを調べるテストです。下に筋肉名、右上に対応する脊椎反射ポイントの位置が示されています。左上の数字は『タッチフォーヘルス健康法』で紹介されているページです。

神経血管ポイント

筋肉や内臓や内分泌腺への血流をよくするポイントで、主に頭部に存在しています。同じ筋肉の左右どちらかだけが筋反射テストで弱く変化した場合、このポイントをとても軽く触れるだけでバランスが取れます。

活性化のポイント
鎮静化のポイント

その経絡を活性化・鎮静化するためのポイントです。図では左右一方のみ記していますが、実際には左右両方にあります。筋反射テストをして右側が弱かった場合には右手・右足のポイントに軽く触れてください。

はじめに

日本語版・訳者
日本タッチフォーヘルス協会 会長
石丸 賢一

『タッチフォーヘルス ハンドブック　五行メタファー』をみなさんにご紹介できてとても光栄です。

本書のテーマである「メタファー」を直訳すると「暗喩」となります。人生において、さまざまな意味をもって重要な示唆をしている言葉という意味です。そして、その典拠となっているのは、東洋医学の思想的な核となっている陰陽五行説（五行メタファー）です。

陰陽五行説は、森羅万象を「木」「火」「土」「金」「水」の五つの要素で説明する、シンプルにして壮大な宇宙観で、私たち日本人も色濃くその影響を受けています。暦の中で、「火」「水」「木」「金」「土」と曜日名に使われているだけでなく、四柱推命などの運勢学の根本原理もこの陰陽五行説なのです。

つまり「五行メタファー」とは、数千年に渡り語り継がれてきた宇宙原理にもとづく人生の道しるべといえます。

パッと開いたページにピンと来る言葉や、ズシンと来る表現が見つかるかもしれません。もし今、何かにお悩みでしたら、「木」「火」「土」「金」「水」の中で何かピンと来るページを読んでみてください。　たまたま内臓の調子が悪い方は、「経絡（臓器の機能）メタファー」に何か大きなヒントがあるでしょう。例えば、胃の調子が悪ければ、「胃経」のコーナーをお読みいただくと痛みが軽減するかもしれません。肩の痛みや足のケガなど、臓器以外の疾患でお悩みなら、「筋肉メタファー」がお勧めです。例えば、腰が痛いのであれば、大腰筋のコーナーをお読みください。ピンと来る言葉に出会ったら腰の痛みが引くかもしれません。

一番大切なことは、『答えはすべてあなたの内側にある』ということです。自分のインスピレーションを信じてください。あなたがピンと来たなら、その言葉があなたを豊かにする魔法の言葉なのです。本書の日本語訳は、できる限り日本人の読者のみなさんがイメージを膨らませやすい表現を選んだつもりです。もし、頭をひねってしまうような表現が出てきたなら、それを無視してくださってもかまいませんが、そこから何か連想されるのならそのイメージを大切にされると大きな気づきと癒しが待っているかもしれません。

もしあなたが混乱していて、自分の勘やインスピレーションや連想に自信が持てない場合には、タッチフォーヘルスの助けを借りるといいでしょう。タッチフォーヘルスとは、その名の通り、「健康になるためのタッチ技法」です。筋反射テストと呼んでいる魔法の道具を使うと、瞬時にして的確なタッチポイントが見つかり、癒されるだけでなく、今この瞬間にあなたに必要なメタファーを見つけることが出来るのです。

医師・治療家・セラピストの皆さんには、タッチフォーヘルスや五行メタファーを治療補助テクニックとして活用していただくことができます。特に、その痛みや病気の原因が、ストレスや心理的な要因であるとしたら、五行メタファーやタッチフォーヘルスが、大きな助けとなることでしょう。

しかし、タッチフォーヘルスは、病気治しや問題解決を目的とはしていません。みなさんの自己実現のお手伝いをする健康法なのです。つまりこの方法を用いると、自分自身も気づかないような「内なるメッセージ」を、筋反射テストによって簡単にキャッチできるので、これまで容易に踏み込めなかった深層心理の世界をいとも簡単に探れるようになり、夢を現実化することが可能になったのです。

あまりにも簡単な一言で、そして、あまりにも簡単なタッチ技法で、人生が一変するさまを見るのは圧巻です。だまされたと思って本書を読み進めてください。「生まれてきてよかった」と思えるような、充実した人生を送りたいあなたのために、この本は世に生み出されたのですから……。

＊タッチフォーヘルスについては、『タッチフォーヘルス健康法』（市民出版社刊）をお読みください。さらに詳しい情報については、日本タッチフォーヘルス・キネシオロジー協会（http://touch4health.kinesiology.jp）にお問い合わせください。

日本のみなさんへのごあいさつ

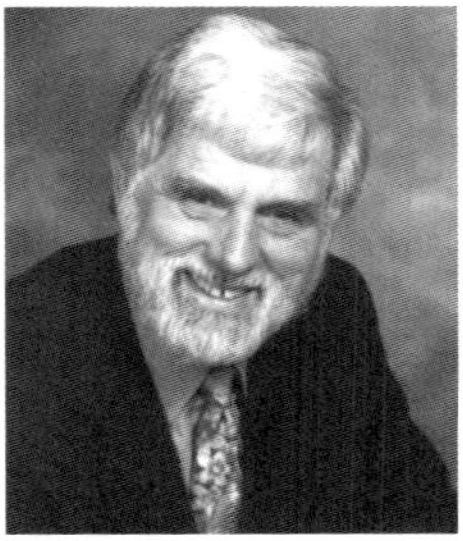

ジョン・F・シー
原著・著者
タッチフォーヘルス教育社・社長

今、私は、本書をお読みのあなたを「新しい驚異の世界」にご招待しています。それは、生まれてきた使命について考え、人生の目標に向かって気や心身のバランスを整えて、緊張をほぐして、痛みを取り去り、日々をイキイキと過ごすことのできる世界です。

私は30年以上にわたって、気(エネルギー)を整える仕事にたずさわってきましたが、今もなお驚嘆の念でいっぱいです。とても簡単に人の役に立つことができるのですから、これを驚かずにいられるでしょうか。人々の姿勢・態度・情熱が変わる可能性を見ただけで、私はわくわくしてきます。

1960年代の中頃、私は、ジョージ・グッドハート博士の導きで、筋肉のバランスと筋反射テストの原理、そして、博士の創案になるアプライド・キネシオロジー(応用運動学)と東洋医学の経絡エネルギーの体系を統合するための原理を学びました。

その当時から私は、そのシステムが、国家資格を持った医師やカイロプラクターに役立つだけではなく、それ以上の可能性があると感じていました。つまり、この理論や技術の多くは、医療専門家ではない一般の方でも学ぶことができるシンプルなものなので、一般の方々の健康管理に役立てることができると考えたのです。

私の患者さんのセルフケアのために開発したそのシステムは、その後、タッチフォーヘルスと呼ばれるようになり、全世界で二十三ヵ国語に翻訳出版され、百ヵ国以上で講習会が開かれてきました。

これを活用することによって、スポーツ選手の成績向上、学生たちの学業向上、家庭での痛みの軽減と健康維持が可能です。そのため、医師やカイロプラクター、セラピストたちは、自身の治療法とタッチフォーヘルスを統合して活用し、患者さんにセルフケア法として教えてきました。

人々の気分を良くして、人生を楽しむお手伝いができるこの技術を持てたことに、私はとても感謝しています。そして、「タッチフォーヘルスを学んだことで人生が変わった」という報告を、電話や手紙やメールを介して、途方もなく数多くいただいていることに驚き、感動を覚えています。

このハンドブックをお読みいただくことで、必要な最低限の情報は得ていただけるはずです。すでにタッチフォーヘルスを学んだ人には、「五行メタファー」についての情報が新しく追加されることになります。どうか、このメタファーを自在に活用していただいて、ご自身の人生の目標達成と、さまざまな病気や症状の意味を理解する一助としていただきたいのです。

なお、私は1990年にカイロプラクティックのクリニックを閉じて、自分の理想とする指導法・学習法・調整法・環境を創りだし、少数の人々と密度の高いワークを行っています。

もし、私自身から直接、タッチフォーヘルスと五行メタファーを学ばれたければ、アメリカ合衆国カリフォルニア州のマリブにて5日間の集中セミナーを開催しており、日本人のための講習会もときおり開催しています。

詳しくは、私のホームページhttp://www.touch4health.comか、日本タッチフォーヘルス・キネシオロジー協会のホームページhttp://touch4health.kinesiology.jpにアクセスしてください。

あなたが、今、どのような道の途上におられようとも、このハンドブックが自分自身の個性的な才能や使命を楽に楽しみながら見つけること、そして、ありのままで独自の価値を持つ存在として人生を全うされるということに、本書が貢献できることを祈って。

日本のみなさんへのごあいさつ

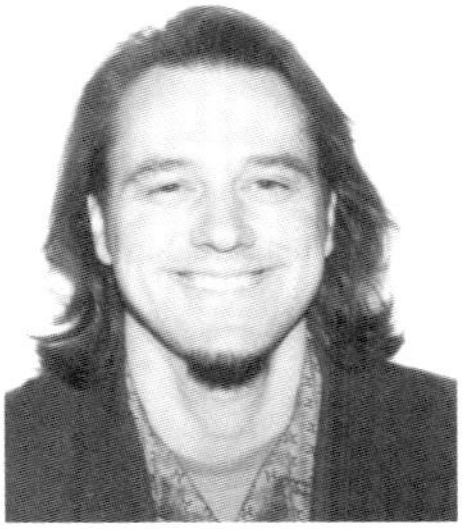

マシュー・シー
原著・共著者
タッチフォーヘルス教育社・副社長
国際キネシオロジー大学ファカルティー(教授)

私は、タッチフォーヘルスの家で生まれ育ちました。父が痛みを取ってくれたり、自分で反射ポイントを押さえて恐怖心を鎮めたり、勉強の集中力を高めたり、平常心を取り戻したりする日々は、私には当たり前のことになっていました。それでも、今なお、筋肉が変化して即座に気(エネルギー)の状態が整うというシンプルな現象にただ驚いています。

14の筋肉のバランスを取るだけで、長年の痛みが一瞬にして消えてもう戻ることがないなんて、とっても楽しいことじゃありませんか？　また、友達に、「自分で痛みを取る方法」を教えることができたりしてとても充実した人生です。

ストレスで苦痛に満ちた問題や試練が、大きく変容し、新しい洞察や姿勢、可能性が開かれていく様子は、ただただ驚嘆です。このとき私は悟るのです。「気のバランスが整えば人は変容する」と。

気はたえず変化します。環境や状況に応じて常に変わるのです。生が日々変化するのは自然なことですが、時として私たちは、自然な気の流れを自分で妨げてしまいます。もはや必要のないものにしがみついたり、偏った姿勢のままで固まってしまうのです。タッチフォーヘルスは、気の自然な流れを促進しているだけのシンプルな技法なのですが、それゆえに途方もない変化が起きうるのです。

タッチフォーヘルスの基本姿勢は「学び」です。体の動きに気づくことで、ストレスが解放され、気のバランスを取り、人生で起こっていることにより気づけるようになり、迷わず選択ができるようになります。さらに、気持ちが過去や未来に向かわずに「今、現在」にいることができるようになり、本来の能力を発揮でき、何が起きても楽しめるようになれます。

専門家の方には、筋肉、姿勢、気、態度、モチベーションの間の精巧な相互関係を学んで、それを実際に体験していくことができます。それを使って、動きや柔軟性、協調性、強さを最大限に向上させ、自然治癒力や生命力における気のバランスを取ることができます。

具体的には、ケガや病気を防いだり、症状を軽減させて回復期間を短くしたりできるわけですが、そこに東洋医学の「五行メタファー」を統合すると、人生の意味を深く探ることができます。希望、夢、願望、仕事、義務、目標、情熱・・・はもちろんのこと、痛みや恐怖、脱力感、硬さ、緊張などの症状が発しているメッセージも知ることができるのです。

タッチフォーヘルスで成果をあげる一番の方法は、「ただ実行に移す習慣を作る」ことです。風呂に入ったり、歯を磨くのは習慣になっています。それは快適な生活に必須のことですが、同時に、健康や幸せにも大きく貢献してくれているのです。同じように、タッチフォーヘルスを習慣化すると、今現在の生活を楽しめるだけではなく、将来に起こりうるいやな出来事を未然に防ぐこともできるでしょう。

私の希望は、ぜひ本書の中から、毎日のセルフケアの習慣を一つは見つけていただき、現在の生活を向上させて明るい未来の展望を持ってほしいということです。もし、自分ができそうな習慣を見つけることができなければ、父が、よく言うことなのですが、水をよく飲むという習慣を身につけてください。

とにかく試してみてください！　あなたは必ず気にいるはずです。

【目 次】
CONTENTS

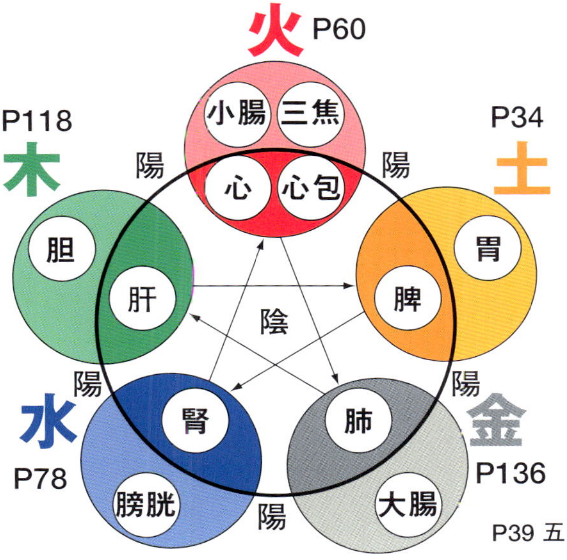

五行メタファー【目次】

経絡（臓器の機能）メタファーチャート図【目次】

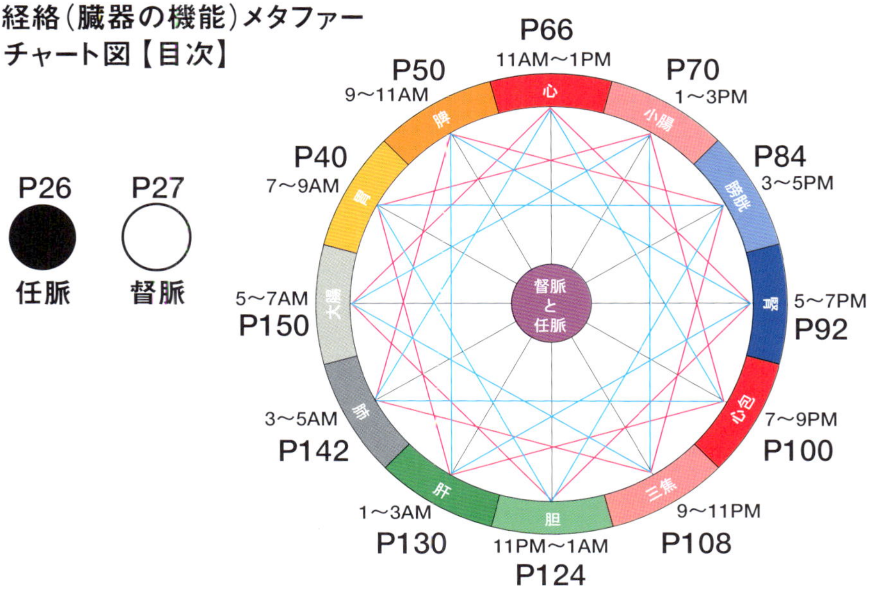

筋肉メタファー【目次】

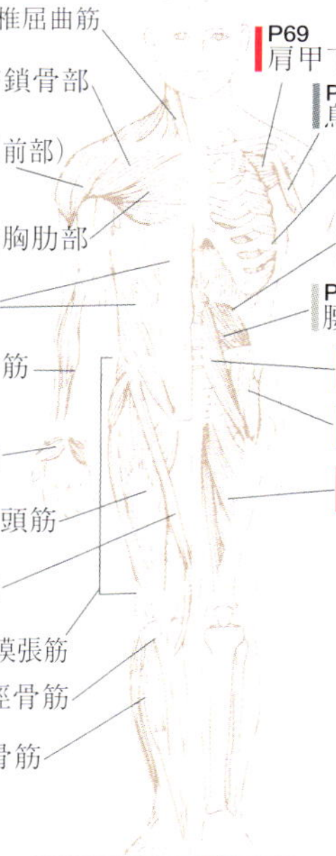

P46 前部頚椎屈曲筋
P43 大胸筋鎖骨部
P127 三角筋(前部)
P133 大胸筋胸肋部
P74 腹筋
P48 腕橈骨筋
P56 母指対立筋
P73 大腿四頭筋
P112 縫工筋
P153 大腿筋膜張筋
P90前脛骨筋
P87腓骨筋
P69 肩甲下筋
P146 烏口腕筋
P145 前鋸筋
P148 横隔膜
P156 腰方形筋
P95 大腰筋
P97 腸骨筋
P104 内転筋

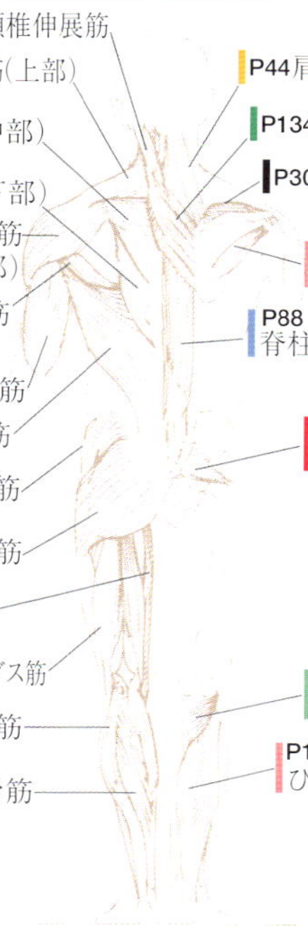

P47後部頚椎伸展筋
P98僧帽筋(上部)
P54 僧帽筋(中部)
P55 僧帽筋(下部)
P147三角筋(中部)
P33大円筋
P57 上腕三頭筋
P53広背筋
P103中臀筋
P106大臀筋
P114薄筋
P154 ハムストリングス筋
P116腓腹筋
P91後脛骨筋
P44肩甲挙筋
P134菱形筋
P30棘上筋
P111 小円筋
P88 脊柱起立筋
P105 梨状筋
P128 膝窩筋
P115 ひらめ筋

任脈 督脈 P28

- 任脈 P29
  - P30 棘上筋
- 督脈 P32
  - P33 大円筋

土 P34

- 胃経 P42
  - P43 大胸筋鎖骨部
  - P44 肩甲挙筋
  - P45 首の筋肉
    - P46 前部頚椎屈曲筋
    - P47 後部頚椎伸展筋
  - P48 腕橈骨筋
- 脾経 P52
  - P53 広背筋
  - P54 僧帽筋（中部）
  - P55 僧帽筋（下部）
  - P56 母指対立筋
  - P57 上腕三頭筋

火 P60

- 心経 P68
  - P69 肩甲下筋
- 小腸経 P72
  - P73 大腿四頭筋
  - P74 腹筋
    - P75 腹直筋
    - P76 腹斜筋・腹横筋

水 P78

- 膀胱経 P86
  - P87 腓骨筋
  - P88 脊柱起立筋
  - P90 脛骨筋・前脛骨筋
    - P91 後脛骨筋
- 腎経 P94
  - P95 大腰筋
  - P97 腸骨筋
  - P98 僧帽筋（上部）

火 P60

- 心包経 P102
  - P103 中臀筋
  - P104 内転筋
  - P105 梨状筋
  - P106 大臀筋
- 三焦経 P110
  - P111 小円筋
  - P112 縫工筋
  - P114 薄筋
  - P115 ひらめ筋
  - P116 腓腹筋

木 P118

- 胆経 P126
  - P127 三角筋（前部）
  - P128 膝窩筋
- 肝経 P132
  - P133 大胸筋胸肋部
  - P134 菱形筋

金 P136

- 肺経 P144
  - P145 前鋸筋
  - P146 烏口腕筋
  - P147 三角筋（中部）
  - P148 横隔膜
- 大腸経 P152
  - P153 大腿筋膜張筋
  - P154 ハムストリングス筋
  - P156 腰方形筋

メタファーについて

メタファーとは何か

メタファーとは「心と体をつなぐ夢の架け橋」です。適切なメタファーを使い心理的な働きかけを行うと、脳や魂がさまざまなレベルで多くの情報を平行処理する能力が向上します。

私が創始したタッチフォーヘルスの方法では、個々人それぞれの目標を達成するために気（エネルギー）のバランス調整を行いますが、そこにメタファーを導入することで、気づきのパワーがアップします。

その効果は計り知れないものです。たとえば、筋肉に問題がある時、そのメタファーのことを少し考えたり口に出したりするだけで、たいていその経絡のバランスがとれてしまいます。また、メタファーについて考えるだけで、人生すべてを見渡す洞察や新しい物の見方が身につくのです。

本書では、「メタファー」という言葉をかなり広い意味で使っています。さまざまなレベルの比喩（直喩・暗喩・隠喩）、言葉や筋肉の動きからの直接的間接的連想、ビジュアルイメージ、漠然としたシンボル、言葉の意味や意義、類似表現や対比表現に至るまで「メタファー」という言葉でカバーしているのです。

私たちは、メタファーを使って人生の重大事を鮮やかに活写するイメージを探します。それは、個人が抱える大問題に洞察を与えることもあるし、元気づけることもあるでしょう。

時として、メタファーが、問題や目的に合っていないと感じることもあるはずです。それは、まだ気づいていない意味深な「何か」を教えようとしているのかもしれません。いずれにせよメタファーが当てはまっているかどうかを問題にするのではなく、そのメタファーから意味や意義を見出すようにしてください。

自分に合ったメタファーを探す

まずはこの本をざっと読んでいただき、現在・過去・未来の自分にピッタリのメタファーを見つけてください。まず、五行のメタファーを全部読んでください。もしピンと来なければ、次に各経絡や各筋肉のメタファーを見ていき、もっとも「ピンとくる」ものを探してみましょう。最初の五行メタファーも当てはまらず、何も思い浮かばないのであれば、次の五行メタファーを読み進んでください。

時には、メタファーを読むだけで、何か感情が湧き上がることでしょう。そうしたら、そのメタファーを口に出して言ってみてその気持ちがあることに気づきましょう。

自由な想像や連想による予想外の反応を、素直に受け入れる姿勢でいると、メタファーを読んだ時に強い感情が湧き上がりやすいのです。これまで見逃してきた、あるいは見ないようにしてきた感情や、長い間、抑圧してきた感情に気づくことができるのです。

心や体は感情とつながっているので、人目のないところでその沸き上がってきた感情を吐き出せば、心だけではなく体も楽になるでしょう。

私たちの心身には、生存に不可欠な食欲、セックスへの渇望、恐怖、痛みの回避などが本能として組み込まれています。生存維持の目的で、魂（心・体・頭）をフル回転させるために、怒り、喜び、同情、悲しみ、恐怖などの感情が存在しているのです。

時として、困難を乗り越えるには、自分の感情や気持ちを押し殺すことが必要です。しかし、そのような感情の抑圧が習慣化されたり永続化されたりすると、魂（心・体・頭）内部の気の流れがブロックされます。そのために本来の能力を発揮できなくなり、それまで自分の天命だと確信していたことまで見失ってしまうのです。

そこで、メタファーを読んで感情が沸いてきたら、「今経験すべき大切な気持ちが出てきている！」と考えることがおすすめです。もちろん、どう受け取るかは、あなた次第です。万が一、出てきた感情がつらいものであれば、いったん中止して何か心温まること——刺激のない穏やかなイメージを思い浮べてください。

五行メタファーについて

5000年の歴史を誇る東洋医学の中核をなす五行メタファーは非常に絵画的で、象徴的なので、多彩な解釈ができるようになっています。

その五行を構成する五つの「行」—「木」「火」「土」「金」「水」は森羅万象を五つの要素で説明するメタファーとなっており、さらに、各「行」には、森羅万象のさまざまな側面に対応する十一項目のメタファーが付随しています。その十一項目のメタファーを言葉に出した時に、頭に浮かんでくるイメージが絵画的で映像的であれば、もっともよく理解できていることになります。

私たちは知識や記憶のほとんどを感覚的なイメージとして蓄えていて、その記憶されたイメージが五感や感情、直感、自分を愛することや自己肯定感につながっているのです。五行のメタファーは、今この瞬間の問題や長期的な目標にとって意義深いイメージやアイデア、感覚や気持ちをその「心の記憶庫」から引き出してくれます。

中国語の「行」は「様相」と訳されていますが、本来「Xing(行)」は「歩く」「動く」という意味の象形文字であり、変化のプロセスを示唆しています。つまり、「五行」とは五つの要素(行)が絶えず変化しながら相互にバランスを取りつづけるプロセスを表しているのです。

この五つの要素(行)は、さまざまな周期をめぐる様相として相互につながっています。それは1年の季節のめぐりや人生の流転などの長い周期のこともあれば、1日24時間の昼夜の周期や細胞の寿命といった、短い周期のこともあります。

人間中心的なアプローチ

西洋医学では一般的に、問題があればその病因を一つ見つけては、一つ治療法を選ぶといったことを行います。

一方、東洋医学における気(エネルギー)の体系では、病因と症状との間に一対一の因果関係を求めないで、症状の背景にある心身の様相全体により焦点を合わせています。伝統を守る東洋医学の治療家たちは、患者の症状の全体像が「心身にめぐるさまざまな相互関係」として見えてくるまで、微候や手がかりを集めますが、このようなアプローチは真に人間中心的であるといえます。

東洋医学のアプローチにおいて、人間は心と体と頭が統合された存在としてとらえられています。心はもっと豊かに、体はもっと健康に、頭はもっと冴え渡っているべきですが、決してその一つだけに偏るのではなく、状況や目的を考慮して柔軟に対応するのです。

タッチフォーヘルスでは、気の状態を分析的に調べることもできます。主要なアンバランス箇所を見つけ、その中から全アンバランスの大元となっている一箇所を見つけてからバランス調整を始めると、ほとんどの場合、調整はその一回で終わり、それだけで残りの筋肉はすべてバランス状態を回復しています。

同様にメタファーを用いる場合においても、鍵となる最優先のメタファーだけで気の調整を行うことも可能ですし、実際、そのような効率のよい方法が求められるケースもあるでしょう。

しかし、理想をいえば、セッションを受ける本人にできるかぎり多くの側面に気づいてもらいたいのです。どんな場合でも、バランスの崩れた箇所は二つ以上あるものですし、個々の問題や目標によってアンバランスのパターンが異なってきます。

さまざまな層で生じているアンバランスについての情報を集めることで、その人の人生の全体像が明瞭に浮き上がってくるのです。

新しい五行の解釈について

本書に掲載している説明や問いかけは、五行メタファーについての私の解釈です。あるものは伝統的な五行の考え方をベースにしており、あるものは西洋文化圏に生きる私自身の連想をもとに創ったものです。しかし、私の解釈をみなさんに強制するつもりはありません。

解釈が正しいかどうかが重要なのではなく、メタファーの言葉やそのイメージに触れた時に、みなさん自身の心にやってくる反応やインスピレーションが重要なのです。そのような反応やインスピレーションは癒しのプロセスに多大な恩恵をもたらすことでしょう。

伝統的な東洋医学に造詣の深い方の中には、私の解釈に「誤り」をたくさん見つける方もおられるかもしれませんが、どうかそのような「誤り」に目をつむって、メタファーが語りかける何かに目をやっていただきたいのです。私の解釈や問いかけを参考にして、メタファーから意味を引き出してください。自分自身の洞察をさらに深めたい方には、東洋医学の古典文献を研究して独自の解釈を持たれるのもいいでしょう。

本書では、十項目の伝統的五行メタファーに、「世界の見え方の成長段階」を付け加えました。これは、認識論と思想哲学の発達段階の様相についての私の研究をもとにしたものです。

「世界の見え方の成長段階」は、知的能力や精神的・哲学的考え方の成長と同じように、年齢が増すごとに直線的に成長すると考えられています。しかし、私の見るところでは、個々人の問題や目標は「世界の見え方の成長段階」のサイクルに強く左右され、実際にその「見え方」に応じた行動をとっているのです。

「世界の見え方の成長段階」のメタファー周期

人は「世界の見え方」にしたがって、経験を意味づけ、何かを決定し、能力を向上させ、人として成長しようとします。どのような「世界の見え方」にも、信念と呼ばれる「仮定」が含まれていますが、ほとんどの場合、当の本人は自分がその「仮定」を信じ込んでいることに気づいていません。

つまり、私たちは自分の「世界の見え方」に潜む、ある「仮定」を信じ込んでいるとは認識しておらず、その「仮定」を無思慮にも「現実」と呼んでいるのです。たとえば、「人生とはこんなもんさ」といった言葉にそのような「仮定を現実と決めつける」態度が表れています。

私は「信じ込み」という言葉を用いてそのプロセスを定義しています。個人的な「世界の見え方」、そして、人生の中で大きな意味を持ち、意志決定の基準となる一連の「信念」――こういったものはいずれも信じ込みによって形作られているのです。

人生の深い真実や意味を発見したり、気づこうとして意識的に働きかけ、そのような真理と調和する信条、行動、方法を発達させようと努力する時に、「信念」は、積極的で精神的な役割を果たすと私は考えています。

また、私たちの「世界の見方」は、経験、知覚、情熱、意志を形成するための基本的な力となりえます。それは、生涯を通じて段階的に進化していきますが、その直線的な進化とは別に短い期間で絶えず変化するサイクルもあり、さまざまな段階をめぐっていきます。

つまり、私たちの「世界の見方」や「信じ込み」は、人生のさまざまな問題や局面に応じて変化していくのです。そこに、5000年以上用いられてきた五行メタファーを照応させると、私たち自身の「世界の見方」や「信じ込み」についての洞察と気づきが深まることを発見したのです。

経絡（臓器の機能）メタファーについて

まず留意していただきたいのは、東洋医学における「臓器の機能」（経絡）と、西洋医学的でいう「物理的な実体としての臓器」との間には直接的な関係はないということです。

伝統的な東洋医学の考え方では、臓器そのものがメタファーであり、「物理的な実体としての臓器」は特定の機能が物質的な形で表現されたものとされています。それぞれの機能に臓器の名前をあてがって、「肺経」「大腸経」「胃経」「脾経」などと呼ばれていますが、それは解剖学的に目で見て分かる物質存在ではなく、その存在が科学的に解明されることも決してないでしょう。しかし、その経絡（臓器の機能）メタファーを通してその存在を認識することはできます。

タッチフォーヘルスでは、正確さにこだわることなしに五行メタファーを主観的に理解するのですが、それで十分なのです。なぜなら、安全な反射ポイントによる気（エネルギー）のバランス調整の助けによって、個々人が自分自身で気づきを高めてもらうことに重点を置いているからです。

もし、タッチフォーヘルスでは行えない処置が必要な場合は、適切な医療機関で受診することをすすめてください。タッチフォーヘルスは日々の健康管理として行うものであり、病気を治すための医療ではありません。

不正確で主観的な理解であっても、メタファーから大きな恩恵を得ることができると断言できます。実際のところ、人は一人一人が個性的な存在なので、メタファーの解釈には、その個人の人生経験にもとづく独自の視点が必要となるのです。決まりきった「正しい答え」はなく、その瞬間のその人にとってだけの「正しい答え」があるのです。

経絡と健康の関係

東洋医学における経絡（臓器の機能）は物質として存在する臓器とつながっているだけではなく、全身の全細胞ともつながっています。つまり、人体の細胞の一つ一つに五行の機能があるのです。

そのため、臓器の不調と「臓器の機能」（経絡）の不調は必ずしも一致しません。たとえば、ある人が肝臓に不調を抱えていたとしても、肝経（肝臓の機能）がアンバランス状態であるとは限りませんし、その逆に、肝経がアンバランス状態にあるからといって肝臓が悪いとは限りません。

たとえば、足をケガしたことで、全身にわたる肝経(肝臓の機能)のアンバランスを引き起こすことがあります。これは、そのケガが直接肝臓にダメージを与えるということではなく、ケガを負った箇所の細胞が持つ肝経(肝臓の機能)のエネルギーが乱れ、それが全身の「肝臓の機能」へ波及するということです。

このような場合、タッチフォーヘルスの反射ポイントやメタファーを用いて全身の「肝臓の機能(経絡)」を整えることで、そのケガが早期に快癒することがあります。

タッチフォーヘルスの創始者としての永年の経験で、臓器に重度の疾患がある場合でも、その臓器名の付いた経絡のテスト筋は強いままで、その経絡のアンバランスが出てこないケースがあることが分かりました。それは、その臓器を構成している細胞が、他の経絡のアンバランスに影響されて治癒力の流れをせきとめ、疾病を引き起こしたということなのです。

ただし、タッチフォーヘルスは、特定の病気やケガや疾病に直接働きかけるものではなく、個人が選択した目標を手に入れる手助けをするものであるということを忘れないでください。時には、病気のままでも目標にたどり着くことがあるでしょうし、気のバランスがとれた結果、自然治癒のシステムが機能して忽然と病気が消え去ることもあるでしょう。

経絡(臓器の機能)メタファーを考える時には、「物理的に実在する臓器」の観点からではなく、人生で起こっている象徴としてとらえてください。

もし、疾病の兆候に気づいたなら、適切な医療機関の受診を勧めましょう。タッチフォーヘルスは医療を補完するために活用できますが、医療そのものではないという点に留意してください。

ただし、病気の人にタッチフォーヘルスを行えないというわけではありません。その病気がその個人にとってどのようなメタファーなのかということに気づくことで、そのメタファーが人生と生活におよぼしている影響を理解できます。そして、タッチフォーヘルスのバランス調整によって、それにまつわるストレスを取り除き、免疫機能が最大限に機能するように気のバランス状態を元に戻し、元気を取り戻すのです。

筋肉メタファー

筋肉は単独で機能することはありません。収縮する筋肉があれば必ず弛緩する筋肉があるのです。たとえば、一つの筋肉が収縮すると、同時に、その起始部を固定するために別の筋肉が連動しますし、体が望む方向へスムーズに動く時にも、いくつかの筋肉が連動するのです。

タッチフォーヘルスの筋反射テストでは、一つの筋肉に的を絞り、他の筋肉がなるべく動かないように工夫されたテスト姿勢を用いています。さらに、高い精度のテスト結果を得るには、テスト中に被験者自身にその筋肉の収縮を感じてもらいます。テスト動作の範囲で筋肉を動かしている時にその収縮に気づくように努めるのです。

メタファーの観点でいえば、テスト動作が体にもたらす感覚や、それにともなって頭に浮かんでくる思考や感情に気づくのもいいでしょう。その動きが示唆しているのは、比喩的にはどのような行為であるのかを考えてみてください。その行為はあなたの人生や目標を象徴しているでしょうか？

筋肉の動きの説明や問いかけが、自分にとってどういう意味かをチェックしてみると、直観的に何らかの理解を得るかもしれません。もし、その理解が筋肉の動きと直接的に関係していないように思えたとしても、自身の自由な連想、直観、内側からの声を優先させてください。

メタファーを効果的に使うには

このようにして出てきたメタファーは、気（エネルギー）のバランス調整時に用いられ、調整後、術者と被験者の間でそのメタファーの話しが出ることもあるでしょう。そのときでも、メタファーそれ自体が重要なのではなく、その被験者にとってどういう意味を持つかが重要であることを忘れないでください。

術者がその姿勢でいると、被験者は自分のことをオープンに話す気になり、抱えている問題に潜んでいるさまざまな側面を発見して、それに直面できるようになります。

さらに効果的にメタファーを使うためには、カウンセリングの練習も必要で、そこには「他者との無意識的なコミュニケーション」や「自分自身との対話」などの要素が含まれてきます。被験者自身がメタファーに関連した意識的洞察を持つのはもちろんのこと、そのボディランゲージや声の調子などから、被験者自身が気づいていないことを術者は気づいていなければならないのです。

したがって、術者は被験者の反応の観察という重要な役割も果たさなければなりません。被験者が知覚していないこと、目をそらしているもの、あるいは否定している反応について気づいている必要があるのです。

しかし、あくまでも主体は被験者の側にあり、その気づきを受け入れるか否かは被験者自身の自己責任に任されています。術者は自分の観察を「ひとつの可能性」として提示するだけで、その意味は被験者本人が自己責任にもとづいて決めることです。術者にはそれを広い心で見守りつづける努力が求められます。

被験者本人にとっては自らの個々の経験が一番の興味であり、日々の生活の意義を持つものです。それは主観的な視点によってとらえられたものですが、だからこそ、被験者はメタファーが思い起こさせる気持ちを、自らの人生のストーリーや日々の生活と関連づけて、受け止めることができるのです。

タッチフォーヘルスは、その個人が自らのアンバランスに気づくために用いるものであるともいえます。バランスをとり、自分の能力を充分に発揮し、自らの使命を成就して、独自の才能を駆使して人生を切り開くために活用できるのです。

被験者の話を聞いている時、術者はその事実関係だけではなく、話の内容にこめられた感情や不調和、あつれき、情熱の問題、アンバランスを引き起こしている領域に気づこうと心がけるべきです。もし、被験者のありのままの状態を尊重しつつ、気づいたことを適切に被験者に伝えることができれば、この段階でセッションは成功したも同然です。

メタファーを通して人生の意味を知る

一人一人に途方もない価値があります。個人を超えた力もまた、個人を通して機能しているのです。自分自身に気づくこと、及び、気のバランス調整は、私たちが持っているこの大いなる力との調和を計ることにつながります。その個人を超えた大いなる力は「宇宙エネルギー」と呼ばれることもあります。それは私たちに生命を与え、存在全体と私たちをつなげています。

釈迦やイエス・キリストは、そのエネルギーが人間として具現化した存在であると考えてもいいでしょう。彼らは多くの逸話を語り、たとえ話をしてきましたが、それは聞く人のニーズに合わせてさまざまに解釈されています。

同じように私たちは自分自身についての「たとえ話」(メタファー)を、自らの内側にある宇宙エネルギーの源泉からやってきたものとして尊重し、思索を通して人生の方向性や意味を見い出す助けとすることができます。

まず、メタファーをイメージして自分の内側を見つめてください。

人生のこの瞬間において、そのメタファーはどういう意味を持つのか？　ピンとくるものか？　何かとの関連で意味を持つのか？　何かを考えさせるようなものか？　インスピレーションをもたらすものか？　自分にとって何を意味するのか？何のための象徴なのか？

さらに、そのメタファーのベースとなっている伝統的な東洋医学における意味を参考にして、自分なりに解釈してみます。そして、自分の内側からどのような反応が出てくるか、その意味が何らかの方法によってぴったり合うかどうかを検討するのです。

最後に、自己理解を豊かなものにするために、さらにメタファーを吟味します。決して、そのメタファーの字義通りの意味を無理やり自分の人生にあてはめないでください。

ありのままの自分自身を尊重することが一番大切なのですから。

任《にん》脈《みゃく》

任脈の栄養補給

水　RNA

任脈の神経リンパポイント

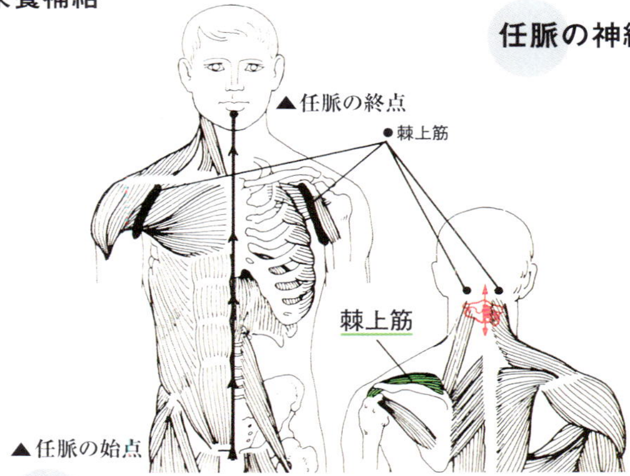

任脈の経絡

任脈の筋反射テストと脊椎反射ポイント

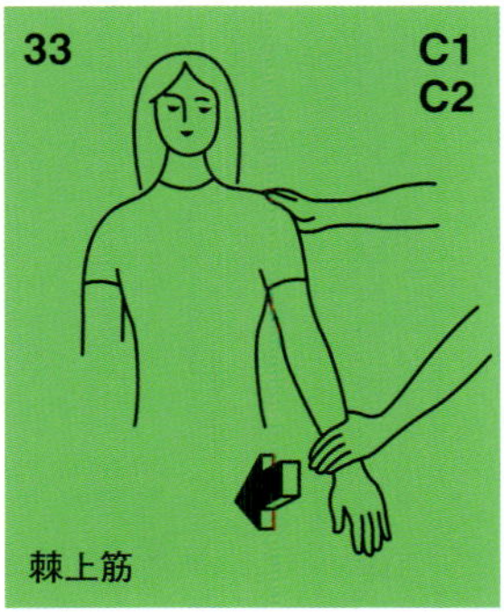

任脈の神経血管ポイント

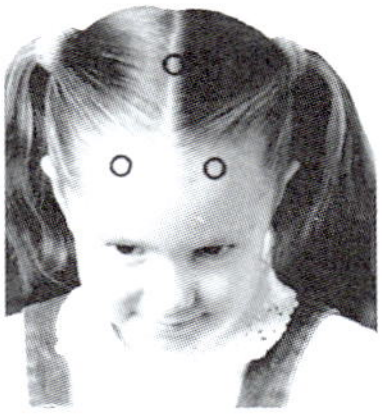

棘上筋

督《とく》脈《みゃく》

督脈の栄養補給

タンパク質（肉、魚、卵、乳製品など）

督脈の神経リンパポイント

●

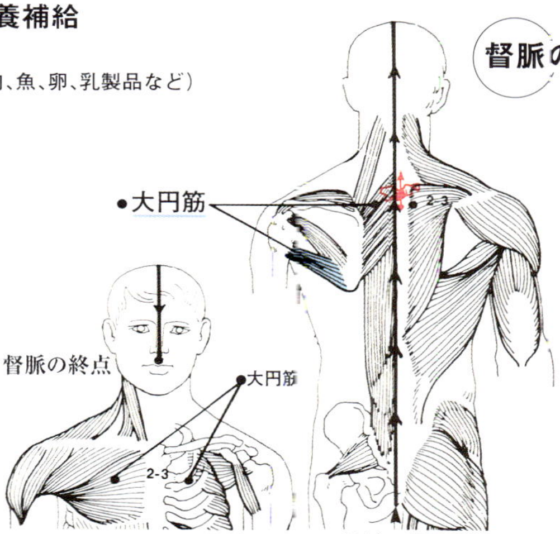

督脈の経絡

督脈の筋反射テストと脊椎反射ポイント

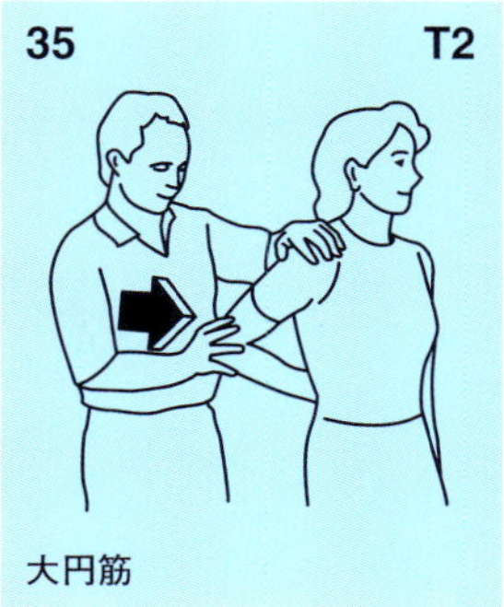

督脈の神経血管のポイント

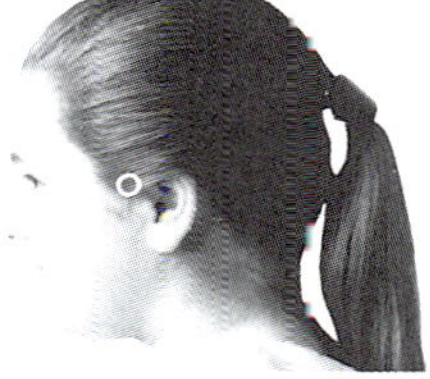

大円筋

任脈・督脈

任脈と督脈は、肉体や魂に蓄積された気（エネルギー）と、そこから出ていく気のバランスに関係しており、特に肺経と密接なつながりを持っています。というのも、この2つの経絡はいずれも呼吸の出入りに深くかかわっているからです。

呼吸時には、空気だけではなく、気と呼ばれる微妙なエネルギーも肉体や魂を出入りしています。そのため、任脈と督脈は肺経だけではなく、すべての臓器、そして五行の全体と深くかかわっているのです。

任脈と督脈のテスト筋である棘上筋と大円筋は、最初にバランス調整をして強くしておくべき筋肉です。この2つの経絡の気の出入りのバランスを回復させることで、残りの経絡における気の過剰も、より容易にバランス状態に戻るのです。

このことによって、タッチフォーヘルスのバランス調整が最大限に効果を発揮し、目的達成を可能にするような出会いを引き寄せるのです。

任脈

P30 棘上筋

任脈

陰

任脈には使用済みの気（エネルギー）が蓄えられており、それは吐く息と共に放出されます。残りの経絡はすべて任脈とつながっており、任脈を通じて過剰な気や使用済みの気を放出するのです。

任脈のメタファー（意味）は、「過去には役に立っていたものを手放す」です。つまり、アイデア、物事、感情、発見した真実、世界の見方などのうち、過去には役に立っていたものを手放すということです。任脈は短い経絡であり、そのテスト筋の棘上筋もまた短く小さな筋肉ですが、これは、ささいなことを手放して新しい人生を切り開くことと比喩的に関連しています。

息を吐いて、「過去には役に立っていたもの」を手放すことをイメージしてみてください。

任脈はまた脳の機能とも関係しています。個々の細胞や魂は生来の聡明さを持っており、それは、意識的にあることを行いながらも、無意識的には別のことを行う能力——複数のことへ臨機応変に対処する能力として表れています。

◇目標実現のために手放すべきことはありませんか？
◇ささいなことやちっぽけな考え方にこだわっていませんか？

棘上筋《きょくじょうきん》　任脈／にんみゃく

◇「今となっては役立たずとなってしまったもの」で手放した方がいいものはありませんか？　特に、ささいな、取るに足らないような事柄ではどうですか？

腕を前に上げる時、この小さな筋肉が肩の上部（僧坊筋上部の下）で収縮することを感じることができます。

棘上筋は肩の後部にある深部筋で腕を前に上げる動きを行っています。この筋肉のテスト時に、他の筋肉が収縮・緊張しているようであれば、テスト姿勢が正しくないか、棘上筋が弱くなっていてそれを補うために他の筋肉を巻き込んでいる可能性があります。

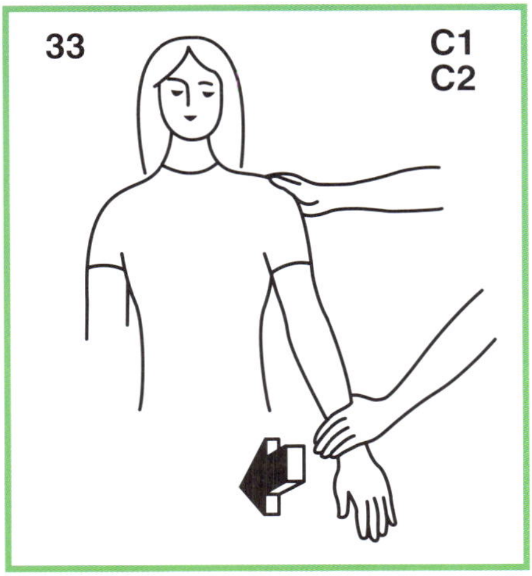

テスト

伸ばした左腕を約30度前に出し、少し外側へ開いて、左手のひらは脚の付け根へ向けます。術者は被験者の左肩に自分の右手を置いて被験者の体を安定させ、左手で被験者の左手首の少し上に圧をかけて脚の付け根へ向けて押します。

右腕も同様にテストを行います。

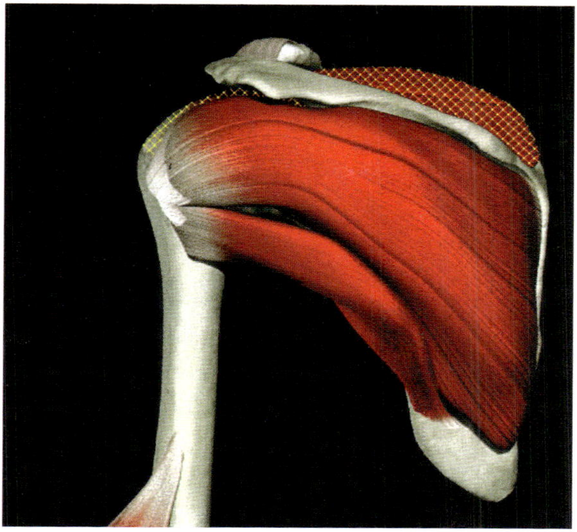
棘上筋（左側 後面図）

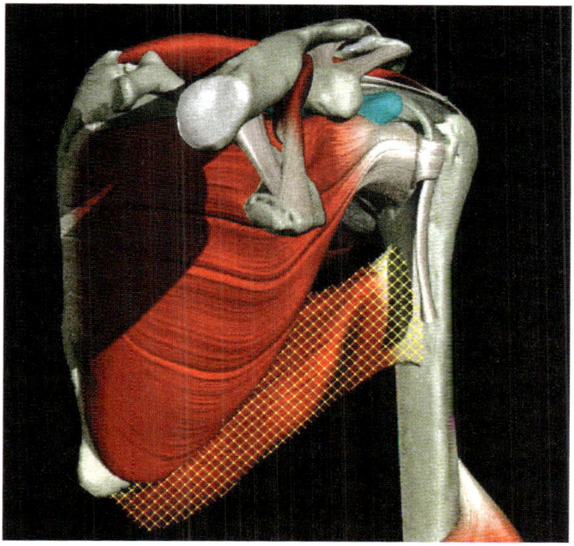
大円筋（左側 前面図）

督脈

P33 大円筋

督脈

陽

督脈は任脈を含む残りの全経絡と結びついており、吐く息とともに放出されるべき過剰な気（エネルギー）や使用済みの気を貯蔵する管として機能しています。残りの12経絡をテストする前準備として、その蓄積された気を放出することはとても重要です。

督脈は立位姿勢や背骨の機能、昼夜のサイクルと関係する松果体の機能とも関連しています。

◇変化を生み出す必要がありませんか？
◇「エネルギー配分」「気の配り方」に変化が起きていませんか？ 変化させる必要がありませんか？ それはどんな変化ですか？
◇夜と昼ではあなたの気分はどのように変化しますか？ 季節の違いによる変化はどうですか？
◇「重荷」を持ち運んではいませんか？ どんな「重荷」ですか？　それを軽くするために何かしていますか？

大円筋《だいえんきん》

督脈／とくみゃく

◇「重荷」といえば何を思い浮かべますか？
◇「重荷」をどのように取り除きますか？ ただ下に置きますか？ 投げ捨てますか？ 手助けが必要ですか？
◇どんな変化に取り組んでいますか？ どんな変化を作り出していますか？「エネルギー配分」「気の配り方」に変化が起きていませんか？ 変化させる必要がありませんか？ それはどんな変化ですか？

腰に手の甲をつけて肘を後ろにもってくる時に、腕の最上部と肩甲骨の最下部間でこの筋肉の収縮を感じることができます。

大円筋は肩の後ろにある小さな筋肉で、筋反射テストで強い反応が出る最強状態の場合を除けば、重い荷物を背負っているかのように肩が前に落ちる傾向があります。また、この筋肉は昼夜のサイクルに関係する松果腺と特につながりを持っています。

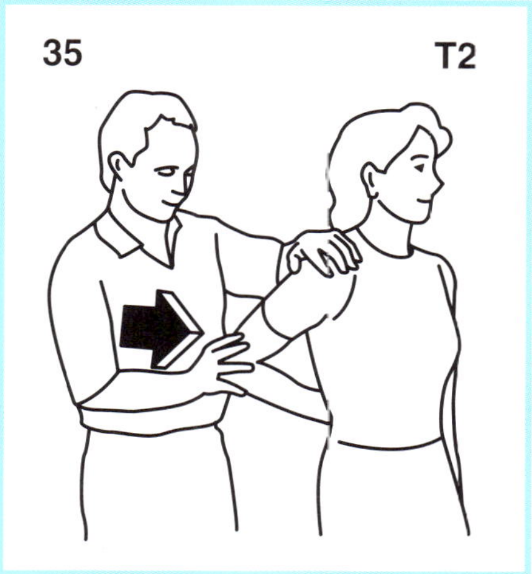

テスト

右腰に右手の甲をつけて右肘を楽な範囲でできるだけ後ろに持ってきます。術者は被験者の右肩を軽く押さえて安定させ、肩を落とさないようにします。そして、被験者の右肘に圧をかけて、その肘が前へ向かう方向に押します。

左側も同様にテストを行います

土

Earth Element Metaphors

土のメタファー

「土」のメタファーイメージは、土地、土壌、地面です。

「土」の相生関係――【火→土→金】

「火」は灰を作り、それが土に還ることによって「土」を生み出しています。また、「土」は地中で岩塩、鉱物、鉱石を形成することによって「金」を生み出しています。

「土」の相剋関係――【木→土→水】

「土」は木が根を張ることで固定されるように、「木」のコントロール下にあります。また、「土」は水に形を与えて湖や川を形成するように、「水」をコントロール下に置いています。

「土」の色――黄

黄色については、「土」の季節である晩夏を連想してもいいでしょう。それは成熟の季節であり、早熟な農作物を収穫する季節です。また、刈り入れを待っている畑や、その刈り入れ作業をイメージしてもいいでしょう。

◇「黄色」から何を連想しますか?
◇「刈り入れ」が必要なものがありませんか?
◇成熟までにもう少し時間がかかりそうなものがありませんか?

「土」の季節――晩夏・季節の変わり目

「土」は晩夏だけではなく、各季節の変わり目すべてに関連しています。「土」の方角は東西南北には属さず、その「中心」に位置しています。五行の表現方法の一つとして、中心に「土」を置いて、残りを東西南北に配置する方法があります。

◇「晩夏」「季節の変わり目」から何を連想しますか?
◇まいた種の収穫を始める時ですか? もう少し待つ必要はありませんか?
◇もっと地に足をつけて中心を安定させる必要がありませんか?
◇変化の時に、成長に必要な栄養を汲み上げる根や、夢を形にする安定感が十分にありますか?

「土」の気象――湿気

激しく体を動かさなくても汗が出るような高温多湿の地域を想像してください。蒸気、霧、もや、かすみをイメージしてもいいでしょう。

◇「湿気」「蒸気」「霧」「かすみ」から何を連想しますか?
◇もや(靄)がかかっていて進歩を邪魔していませんか?
◇人生が乾ききっていませんか? 湿りがちではありませんか?

「土」の匂い――甘い香り

花の香りをかぐことなど、日々の生活で楽しい時を過ごすことをイメージしてください。

「甘い香り」から、伝統的な宗教・文化で連想されるのは、祭礼で使われるお香の匂いです。また、家族休暇や祭日と関連する匂いと考えてもいいでしょう。

◇「甘い香り」から何を連想しますか? それは人生で何を象徴していますか?
◇花の香りをかぐような余裕がありますか?
◇実りをもたらすべく自分の仕事の完遂に集中すべきではありませんか?

土

「土」の味覚――甘さ

「甘さ」という概念は、口に心地よい感覚としてだけではなく、すべての感覚において使われています。たとえば、花のいい香りを「甘い香り」と表現したり、耳にここちよいメロディを「甘いメロディ」と表現することがあるでしょう。また、目にここちよい刺激となる色や光の表現として使われることや、優しい性格の表現として使われることもあります。

このように、「甘さ」は、食事、社会的、文化的、その他さまざまな側面における「味わい」を表す表現となっています。

◇「甘さ」から何を連想しますか？ 何を「甘い」と思いますか？
◇目標実現に向けてもっと「甘い」面を持ったり、味わったりする必要はありませんか？

「土」の感情――共感・同情

「共感・同情」とは慈悲の感情であり、他人と気持ちを分かち合うことや、他人の気持ちや経験を思いやって適切に応答することを意味しています。それは、悲嘆にくれている人への慰めという形をとることもあれば、親近感や友情といった感情として表れることもあります。

私たちはバランスが取れている時、同情や共感によって他人の感情が「どこから来たのか」を思いやることができます。しかし、バランスが崩れている時は、他人の態度や感情に振り回されて自分自身の感情のバランスまで失ってしまいます。

◇「同情」「共感」から何を連想しますか？ それは目標とどのように関係していますか？
◇「同情」や「共感」が過ぎてはいませんか？ そのことで自分の本心や真に必要なことを見失ってはいませんか？
◇他人の気持ちにもっと気づく必要がありませんか？

「土」の音声——歌声

ここでいう「歌う」とは、リズミカルに声を出したり、音楽を口ずさんだりするように話すことや聞くことを含みます。歌声は「共感」(「土」の感情)とつながっている感情の表現や理解を促進します。歌は声を使った表現であり、自己表現と他人の理解にかかわるため、自分の気持ちを知らせたり、他人からの称賛を受けたりするために歌が必要とされる場合があります。

「土」の音声面でのバランスが崩れていて、「私は歌えません」「絶対に歌わないぞ」などと言う人がいます。これは、歌について過去に深く傷ついた体験があるか、自己表現ができないことや人の気持ちを思いやれないことと関連している可能性があります。

◇「歌う」から何を連想しますか? 最近、歌を歌いましたか?
◇「歌」や「おしゃべり」が過ぎてはいませんか?
◇歌うと元気になれる曲がありますか?

「土」の強化対象——筋肉

筋肉は運動や活動の象徴です。筋肉を強化することで体はより頑丈になり、成長することができます。

◇「筋肉」から何を連想しますか? 「筋肉」や「頑丈さ」は人生目標にどんな影響を与えていますか?
◇筋肉の敏捷性や柔軟性が落ちていませんか?
◇目標到達のためのパワーが不足していませんか? もっと動くことが必要ではありませんか? もっと行動力が必要ではありませんか?

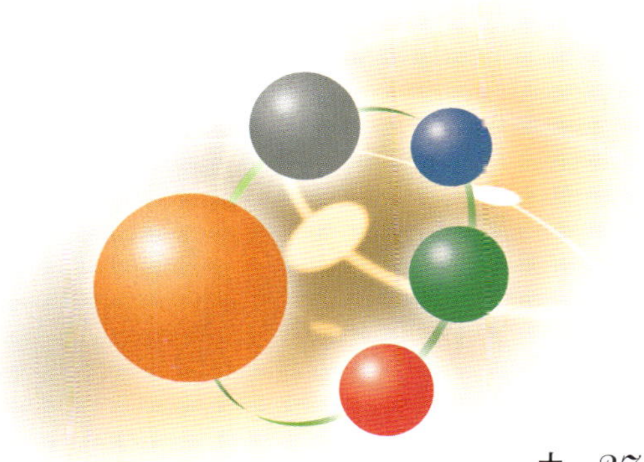

「土」の育むべき個人の力——減少

人生には「減らして増やす」時期があります。つまり、将来もっと力をつけるために、今、何かを手放す必要があるのです。何かを捨てたり、徐々に減らしていく時期が人生には何度もあり、そのおかげで私たちはより能力を高め、より純粋になることができます。

◇「減少」から何を連想しますか?
◇もはや必要がないもので、捨てた方がいいものや徐々に減らした方がいいものはありませんか?
◇実力を身につけるために、今、手放せるものはありませんか?

「土」の世界の見え方の成長段階——思春期後期・成人期初期

人はこの成長段階において、「すべての構造と機能(形と意味)は、その背景にあるものとの関連で考慮されるべきだ」「システムとは、複数の目的に対して柔軟に対応できるものであるべきだ」・・・という世界観を持ちます。

これは、ルールを字義通りに解釈し、盲目的に受容することに幻滅した結果、導かれた過渡的な段階です。その幻滅に代わって、私たちは抽象思考能力や複数の視点から自分の行動を省みる能力を高めます。これを、「伝統的/統合的世界観」と呼ぶことができます。

◇「他者の目で自分を見る」から何を連想しますか?
◇「国の価値観」「社会の価値観」「世間の価値観」から何を連想しますか?
◇他人の目や世間の価値観に縛られて、自由な考え方や気持ちを抑え込んでいませんか?
◇他人の目や世間の価値観を軽視して問題を引き起こしてはいませんか?

●五行メタファー項目別一覧表

	木 P118〜123	火 P 60〜65	土 P 34〜38	金 P136〜141	水 P78〜83
メタファーイメージ	成長する緑の植物	光と熱を放つ灼熱の太陽	土地、土壌、地面	地中で形成された金属	海洋、海、湖、川
相生関係	【水→木→火】	【木→火→土】	【火→土→金】	【土→金→水】	【金→水→木】
相剋関係	【金→木→土】	【水→火→金】	【木→土→水】	【火→金→木】	【土→水→火】
色	緑	赤	黄	白	青
季節	春	夏	晩夏・季節の変わり目	秋	冬
気象	風	熱気・暑さ	湿気	乾燥	寒冷
匂い	腐った油や脂肪の臭み	焼けこげる匂い	甘い香り	(植物性の)腐臭	(動物性の)腐臭
味覚	すっぱさ	苦さ	甘さ	ピリ辛	塩辛さ
感情	怒り	喜び	共感・同情	深い悲しみ	恐怖・不安畏敬の念
音声	叫び声	笑い声	歌声	泣き声	うめき声
強化対象	靭帯	動脈	筋肉	皮膚・髪	骨
育むべき個人の力	誕生	成熟	減少	バランス	強調
世界の見え方の成長段階	幼児期・幼少期	生徒・学生時代	思春期後期成人期初期	成人期中期	老年期・死

胃《い》経《けい》

陰陽・五行　**土・陽**

日輪の法則　AM **7～9時**

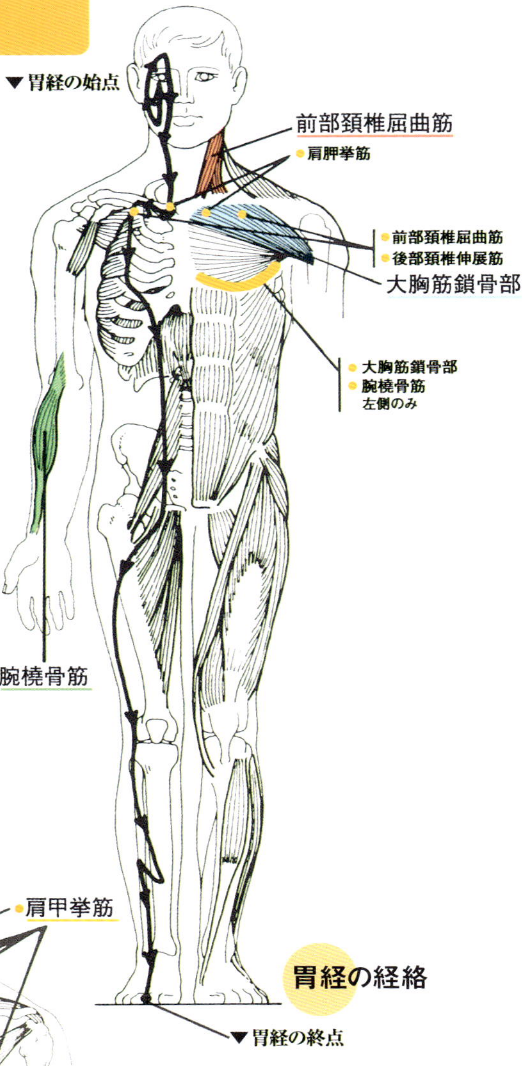

胃経の栄養補給

前部頚椎屈曲筋、
後部頚椎伸展筋：
　ナイアシン、ビタミンB6、ヨード
大胸筋鎖骨部：ビタミンB
肩甲挙筋：ビタミンB
腕橈骨筋：ビタミンB

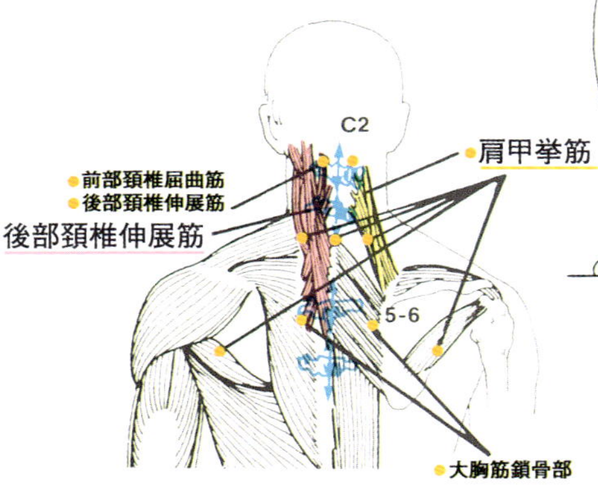

胃経の経絡

胃経の神経リンパポイント

胃経の筋反射テストと脊椎反射ポイント

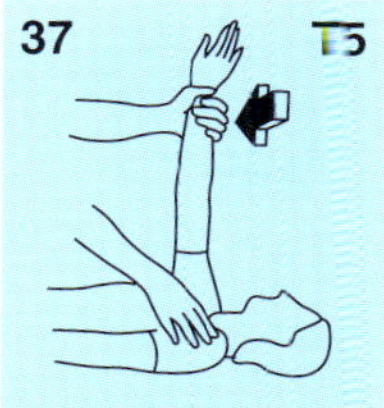

大胸筋鎖骨部

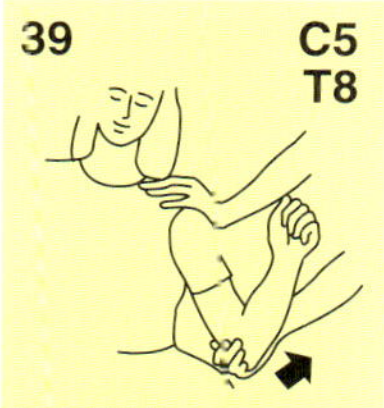

肩甲挙筋

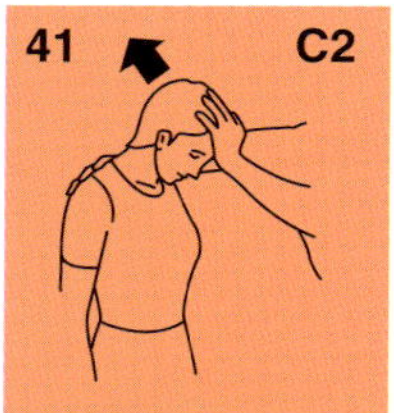

前部頚椎屈曲筋

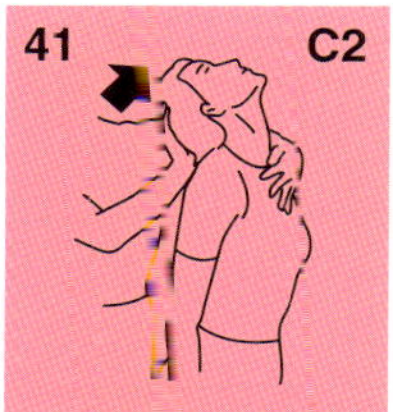

後部頚椎伸展筋

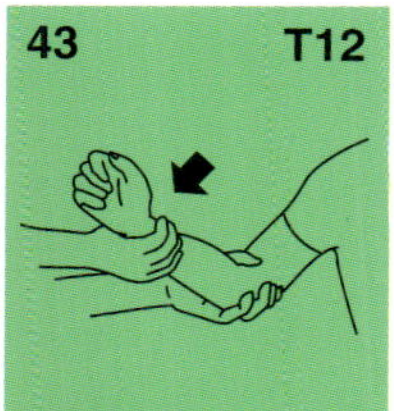

腕橈骨筋

胃経の神経血管ポイント

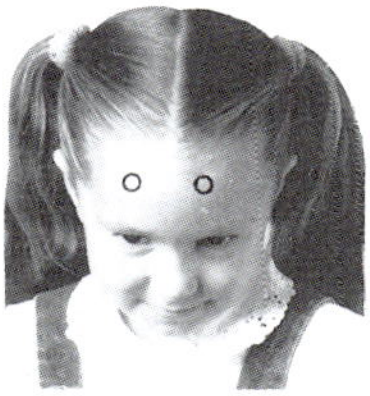
大胸筋鎖骨部
肩甲挙筋
腕橈骨筋

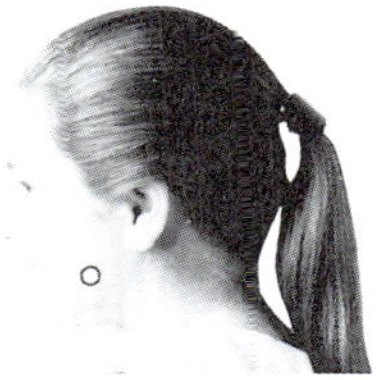
前部頚椎屈曲筋
後部頚椎伸展筋

胃経の活性化ポイント

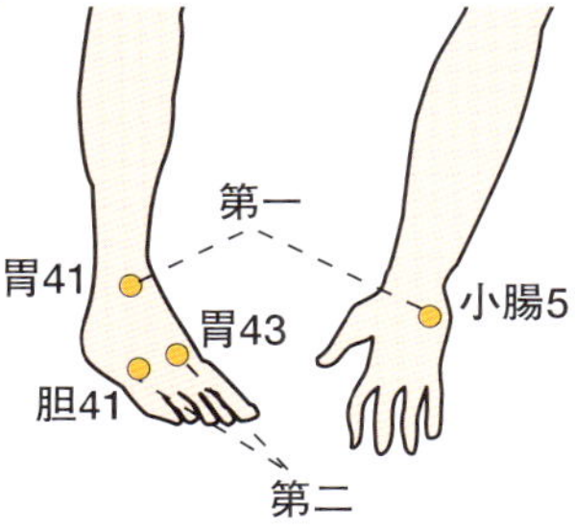

胃経の鎮静化ポイント

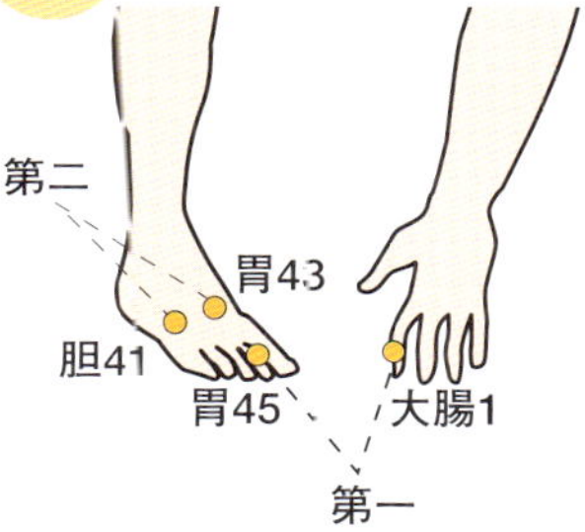

胃経

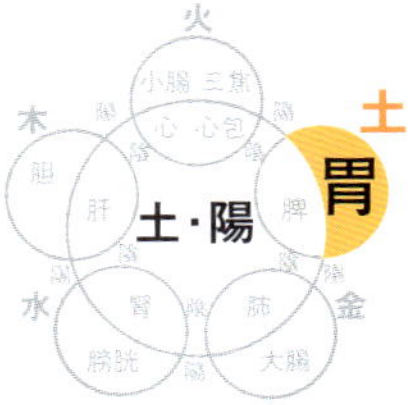

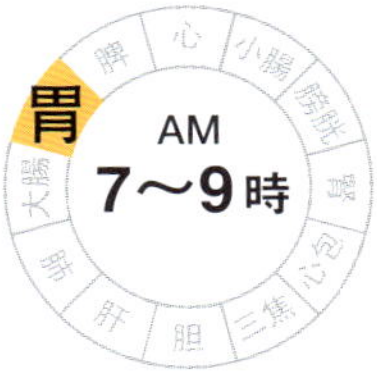

胃には3500万個の細胞があり、栄養物の消化吸収の入り口としての機能のほか、いくつもの役割を持っています。

胃のメタファー（比喩的役割）は、新しい物事や新しい考えを取り入れ、混ぜ合わせ、さらなる消化吸収のために一時的に蓄積することにあります。つまり、魂にとってどのように役立つのかを見て、その使用目的別にラベルを貼るのです。そのため、胃経は消化器系の入り口としての口だけではなく、必然的に嗅覚・視覚などの入り口である感覚器官とも関係してきます。

その意味で、「消化は脳で始まる」といえます。つまり、胃経は食の要素だけではなく強い知的・感情的要素をも含んでいるのです。栄養になるものや新しい考え方との最初の出会いは視覚や嗅覚、聴覚を通じたものであり、五感をフルに活用した時にこそ最善の状態で消化がなされます。

しかし、時として私たちは食べ物を見ることもなく、噛むこともなく、毒だと気づくこともなく飲み込む場合があります。我々は口に入れるもの、あるいは口から出すものについてもっと気づくべきであり、少なくとも噛むことに時間をもっとかける必要があります。それは食べ物を噛む場合でも、気持ちを噛みしめる場合でも、考え方を噛み砕く場合でも同じことです。しっかり噛む習慣が身についていますか？

◇今、何を噛み砕いていますか？ 食物ですか？ 感情ですか？ 考え方ですか？
◇「飲み込みにくいもの」はありませんか？ それは何ですか？
◇腹痛や息苦しさはありませんか？ 原因は何ですか？

大胸筋鎖骨部《だいきょうきんさこつぶ》

胃経／いけい

◇「胸を張る」ことから何を連想しますか？胸を張って目標に向かっていますか？
◇誇りを持つ必要がありませんか？持ちすぎてはいませんか？

腕を肩の高さで前に出して親指を床に向けた時に、胸の上部の鎖骨下から肩下にかけてこの筋肉の収縮を感じることができます。

肩口で腕を曲げたり回したりする助けとなるのがこの胸の筋肉であり、胸を上げたり、開いたりするのもこの筋肉の働きです。この筋肉は、入ってくるものを加工して消化する胃経の機能や感情の機能と特に関係しています。

タッチフォーヘルスでは普通、任脈と督脈の直後に胃経の調整を行います。どのようなテーマで調整を行う場合でも、感情的・消化的要因が重要な要素となることがとても多いからです。

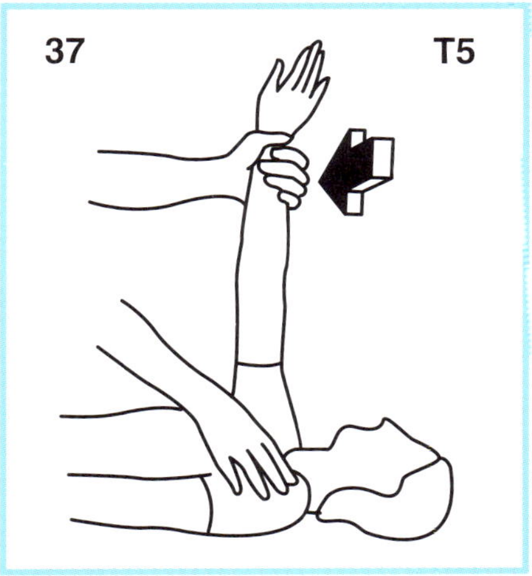

テスト

右腕をまっすぐ正面に伸ばして体と90度の角度まで上げ、右手親指は下に向くように、右手のひらは外に向くようにします。

術者は被験者の右手首の少し上に自らの左手で圧をかけ、45度の角度で手を斜め下・外側へ下ろす方向に押します。この時、術者は右手を被験者の左肩の上に置き、左半身を安定させます。

左腕も同様にテストを行います。

肩甲挙筋《けんこうきょきん》

胃経／いけい

◇「頭のバランス」から何を連想しますか？
◇「頭のバランス」を保つのに苦労していませんか？
◇鼻高々な態度をとってはいませんか？
◇毅然とした態度をとれないと感じていませんか？

曲げた肘を体の側面にしっかり押しつける時、首の中央と肩甲骨の内側の中央にかけて位置するこの筋肉の収縮を感じることができます。

この筋肉の起始部は頸椎の1〜4番であり、頭を上下・左右・水平に動かしたり、維持したりするという重要な役割を持っています。そのため、この筋肉が機能しなくなると、自然の状態で頭が前方や左右に曲がったりねじれたりします。

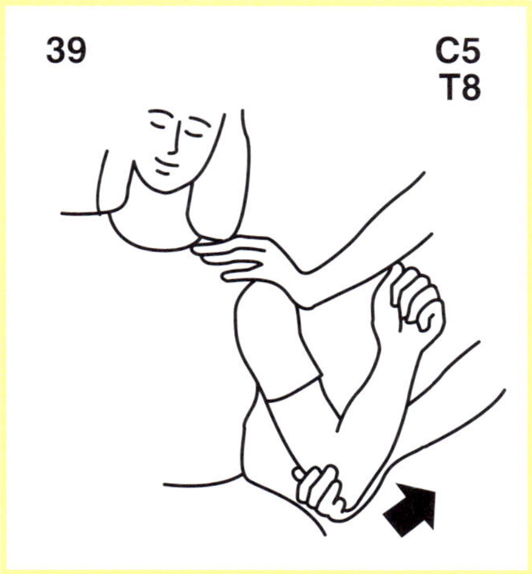

テスト

右肘を曲げて右腰にしっかりとつけてください。

術者は被験者の右肘の少し上に手を置き、腕が体から離れる方向に引きます。左腕も同様にテストを行います。

首《くび》の筋肉《きんにく》

胃経／いけい

首には多くの筋肉があるため、その筋肉の一つ一つを区別して感じたり、区別してテストしたりするには微妙な練習を繰り返すことが必要です。このような首の筋肉の複雑さと微妙な特性は、複雑で微妙な感情にかかわる胃経の機能と比喩的に対応しています。

首の筋肉は、感情と連動して微妙に変化する顔の表情ともかかわっているので、テストする時には顔の表情にも注意して、どんな感情が関連しているのかを観察してください。

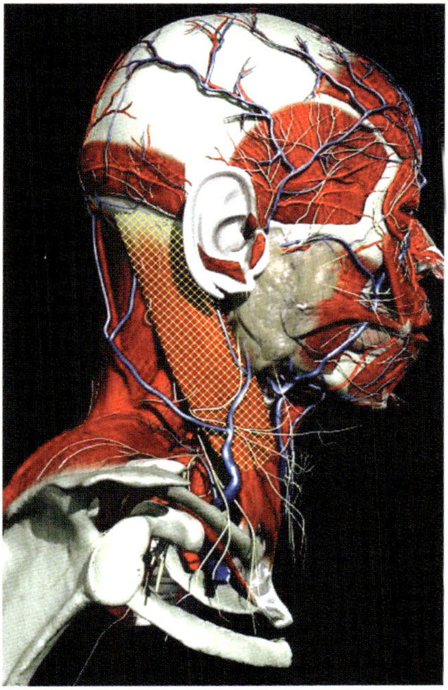

前部頚椎屈曲筋（胸鎖乳突筋）

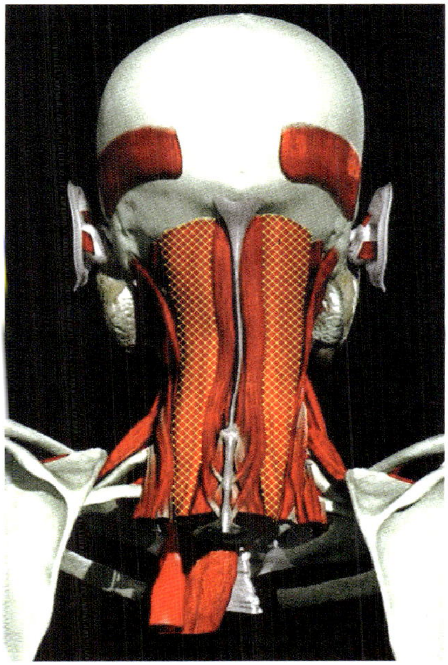

後部頚椎屈曲筋（後面図）

胃経

前部《ぜんぶ》頸椎《けいつい》屈曲筋《くっきょくきん》

胃経／いけい

◇「頭」から何を連想しますか？
◇「頭」のバランスはとれていますか？　物事をバランスよく偏りのない見方で見ていますか？
◇ムチウチに苦しんだ経験がありませんか？
◇空気（雰囲気）の影響を感じますか？　その空気は新鮮ですか？　匂いはどうですか？
◇頭の中（あるいは人生）が八方塞がりではないですか？　頭をすっきりさせるために新鮮な空気をしっかりと吸っていますか？

頭を前に倒す時に、首の前や横でこの筋肉の収縮を感じることができます。

首の前から横にかけてのこの筋肉は、頭を上げ、耳や肩を左右同じ高さに保つことを助けます。この筋肉はムチウチによる外傷に特に弱いといえます。また、この筋肉は免疫機能と頭部や頭皮からの排泄にとって重要な鼻腔の機能とも関連しています。

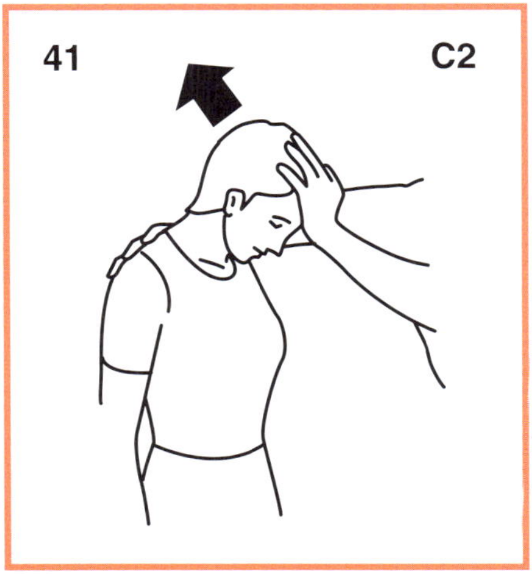

テスト

頭を前に倒して、首の後ろ側の肩甲骨間で支えるように意識します。術者は被験者の額を押して頭を戻そうとしてください。

次に、首を10度、45度に曲げた状態でそれぞれ同様のテストを行います。押す場所はいずれも額の一番上で、左右とも行います。

＊テストを不快に感じる場合は行わないでください。ただし、その場合でもバランス調整後に首を動かしてもらい、可動域が楽に広がっていることを被験者自身に気づいてもらってください。

後《こう》部《ぶ》頸《けい》椎《つい》伸《しん》展《てん》筋《きん》

胃経／いけい

◇「首が前に出る」から何を連想しますか？
◇姿勢を観察してください。首が前に突き出てはいませんか？
◇リスクを負いすぎてはいませんか？
◇チャンスを逃してはいませんか？

頭を後ろに倒す時に、首の後ろや側面でこの筋肉の収縮を感じることができます。

首の後ろから横にかけてのこの筋肉は、頭を肩の上の後側で保つのを助けます。この筋肉が弱い場合には、頭が前傾して亀のように突き出しやすくなります。

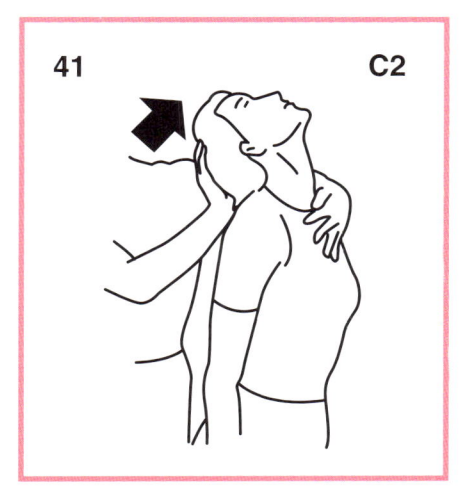

41　C2

テスト

頭を後ろに倒して、首の前側の胸の上部で支えるように意識します。術者は被験者の後頭部を押して、首を前に倒すように圧をかけます。

首を右に曲げた状態でもテストしてください。

左側も同様にテストを行います

＊テストを不快に感じる場合は行わないでください。ただし、その場合でもバランス調整後に首を動かしてもらい、可動域が楽に広がっていることを被験者自身に気づいてもらってください。

胃経

腕橈骨筋《わんとうこつきん》

胃経／いけい

◇「背中に手を回す」から何を連想しますか？
◇大切なことのために「背後」に手を回すことができていますか？
◇背中を自分で掻くことができますか？
◇背中で腕をねじられているような感じがありませんか？ あるいは、手が届かないものがたえず背中にありませんか？
◇物の見方が柔軟ですか？ 目の前だけを見て盲点を見逃しがちではありませんか？

肘を曲げて親指を肩に向ける時に、前腕と上腕の間でこの小さな筋肉が収縮するのを感じることができます。

この筋肉は肘を曲げて手首の回転を手助けしているため、弱っている場合、腕を持ち上げたり後ろに回したりするのが難しくなります。

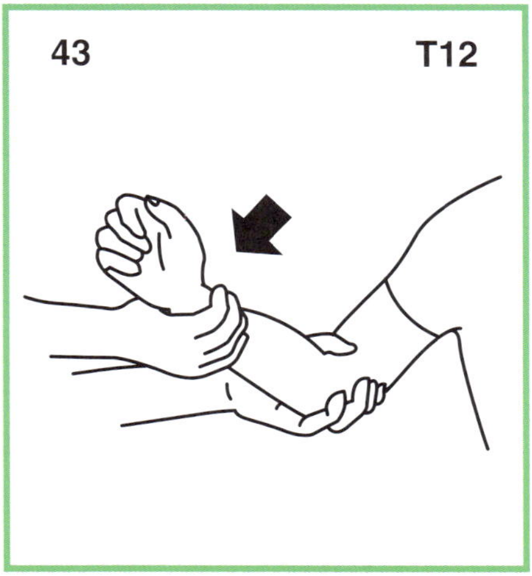

テスト

右腕を90度よりやや大きめの角度に曲げて右手親指が右肩に向くようにしてください。

術者は左手で被験者の右肘を支え、右手で被験者の右手首の親指側の側面を押して腕が伸びるように押します。角度によっては、他の筋肉のテストとなってしまうので、腕橈骨筋の張りを被験者が感じていることを確認してください。

左腕も同様にテストを行います。

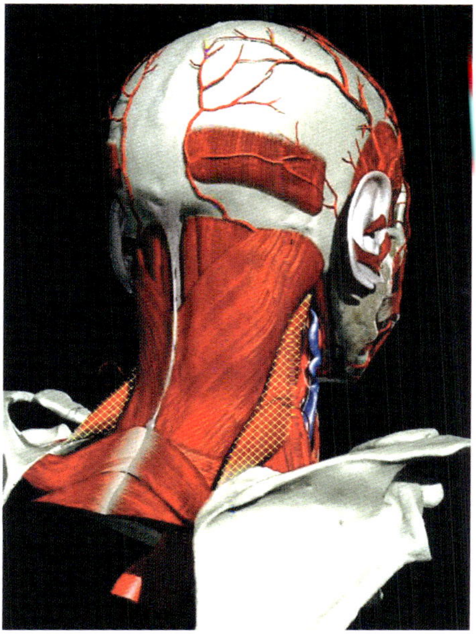

肩甲挙筋（右側 斜め後面図）

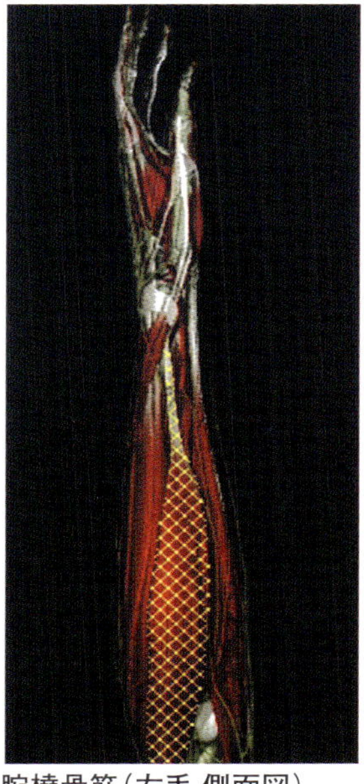

腕橈骨筋（左手 側面図）

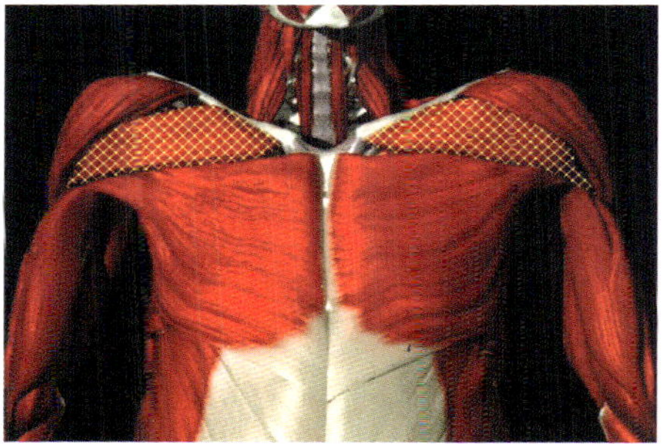

大胸筋鎖骨部

脾経《ひけい》

陰陽・五行　**土・陰**
日輪の法則　AM **9〜11時**

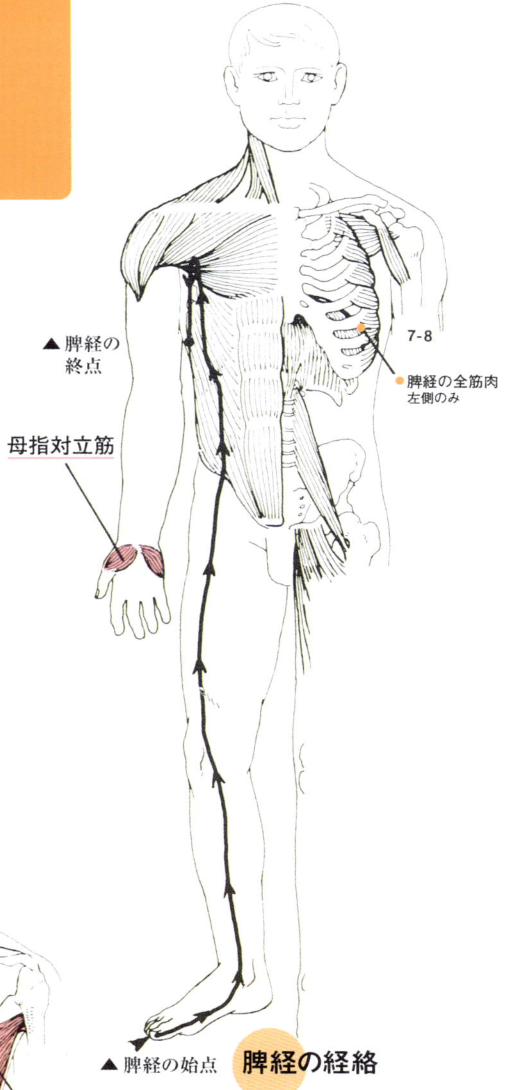

脾経の栄養補給

広背筋：ビタミンA
上腕三頭筋：ビタミンA
母指対立筋：ビタミンB6、A
僧帽筋（中部）：ビタミンC
僧帽筋（下部）：ビタミンC

脾経の経絡

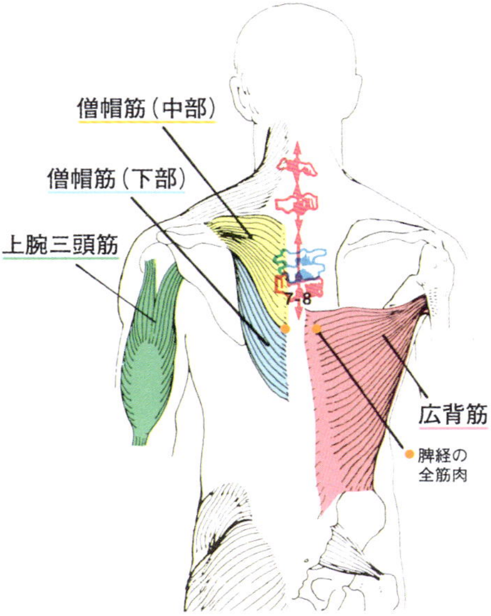

脾経の神経リンパポイント

脾経の筋反射テストと脊椎反射ポイント

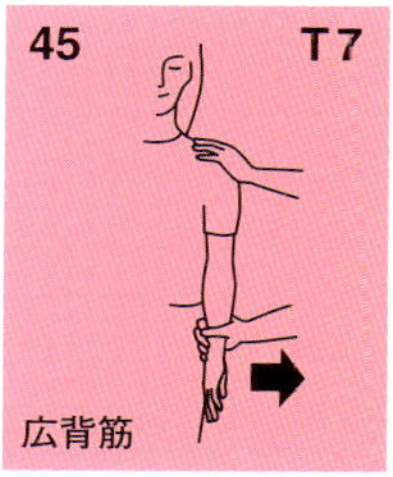

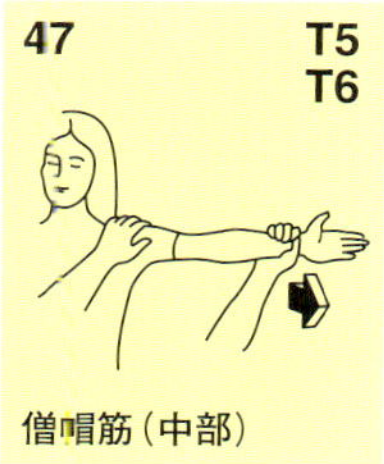

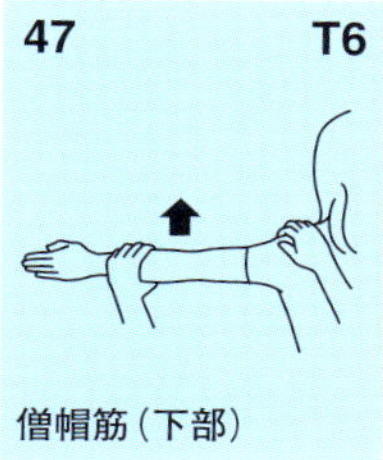

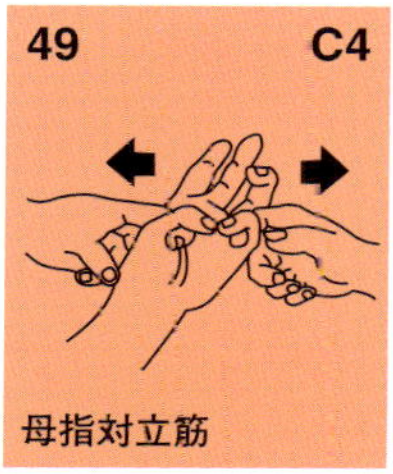

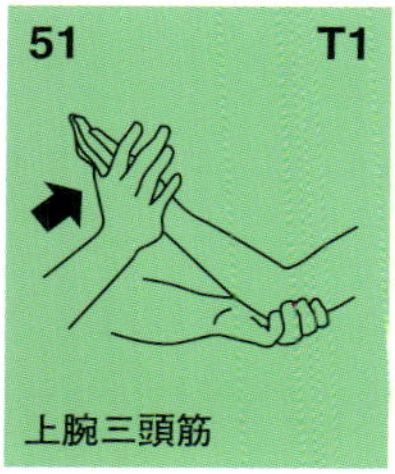

脾経の神経血管ポイント

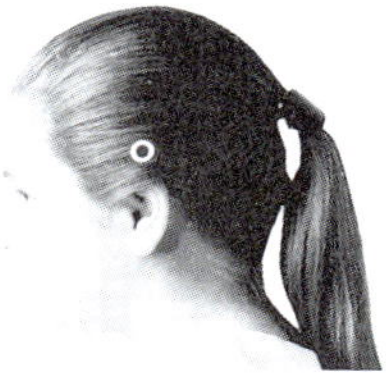

広背筋
上腕三頭筋

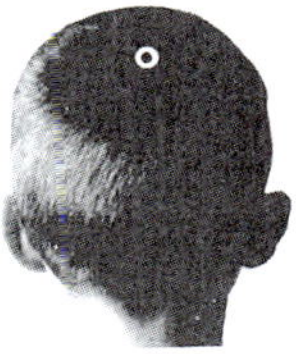

僧帽筋（中部）
僧帽筋（下部）
母指対立筋

脾経の活性化ポイント

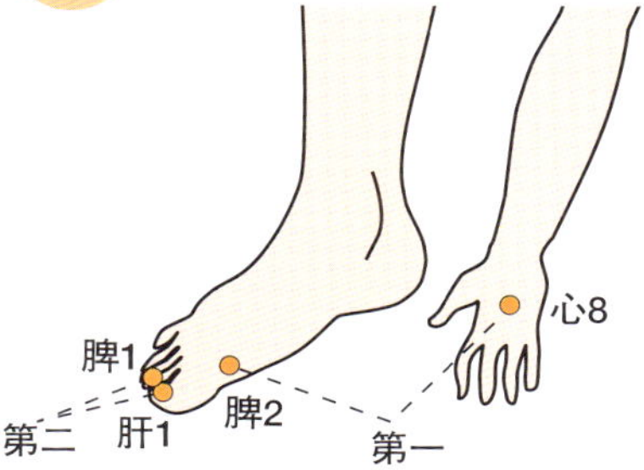

脾経の鎮静化ポイント

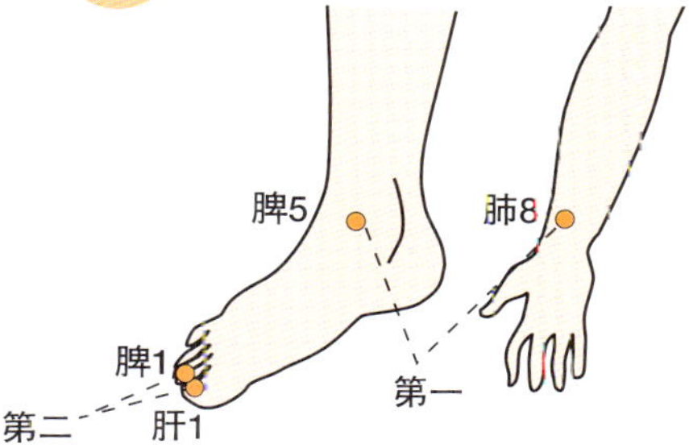

脾経

P53 広背筋
P54 僧帽筋中部
P55 僧帽筋下部
P56 母指対立筋
P57 上腕三頭筋

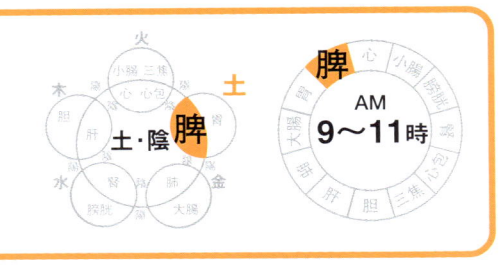

脾経

胃が生のまま食べ物を受け取るのに対して、脾臓は食べた物を「使える形」に変えて運ぶ機能をもっています。それは、適切な食べ物を取り入れて、毒や有害なものを排除する選別サイクルの一つです。また、脾臓は免疫機能の点でも重要です。血液を浄化し、白血球のパワーを強め、損傷して死んだ赤血球を除去するのです。

膵臓もまた脾経の機能と関係しており、特に糖分の代謝や消化全般に関わり、食べ物を砕いて消化できるように細分化しています。

◇「有害なもの」から何を連想しますか？
◇「有害なもの」を食べて体に負担をかけていませんか？「有害な人」に会っていませんか？有害な環境に身を置いていませんか？
◇糖分を取りすぎてはいませんか？
◇問題を「噛み砕いて」から消化吸収していますか？

広背筋《こうはいきん》

脾経／ひけい

◇今、なにかに殴りかかろうとしていませんか？
◇目標達成に必要な「大きな動き」をできなくなってはいませんか？
◇「甘いもの」を取りすぎていませんか？
◇問題を「一口サイズ」に小分けできていますか？

腕を伸ばし、肘をしっかりと体側につけ、親指が後ろに向くように腕をねじる時に、背中でこの筋肉の収縮を感じることができます。

広背筋は腰から背骨まで、さらに肩にまで伸びており、腕を前面に出す動きにかかわっているため、そのバランスを失うと肩から骨盤にかけての姿勢に影響します。この筋肉は特に膵臓の機能と関連しており、糖の代謝と消化全般に関係しています。なお、消化のメタファー（比喩的意味）は「物事を扱える大きさに噛み砕くこと」です。

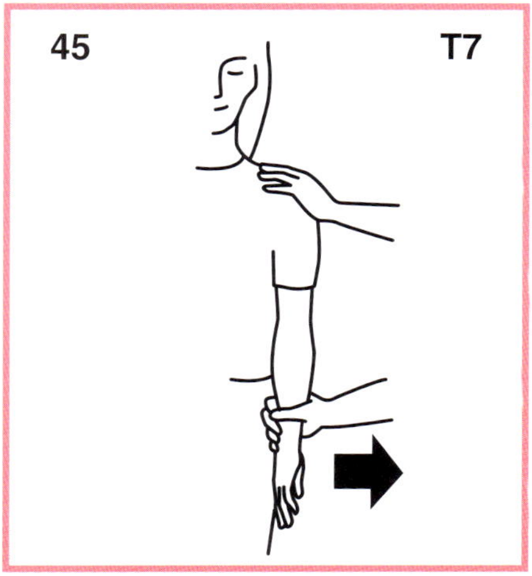

テスト

左腕をまっすぐ下に伸ばして体につけて、手のひらを外に向けて親指が後方へ向くようにします。この時、肩が緊張しないように気をつけてください。

術者は被験者の左手首の少し上に圧をかけて、体から腕を引き離すように軽く引きます。

右腕も同様にテストを行います。

僧帽筋《そうぼうきん》（中部《ちゅうぶ》）　脾経／ひけい

脾経

◇「いっぱい抱える」から何を連想しますか？ 今、何かを抱えすぎてはいませんか？

◇腕を広げて「人生のすべて」を抱きしめる時ではないでしょうか？

◇自分の行いを清いものにするために何を心がけていますか？

腕をしっかりと伸ばして肩の高さで真横に上げて、手の平を前に向けたまま腕を後ろへもっていこうとすると、両肩甲骨の周囲でこの筋肉の収縮を感じることができます。

この筋肉は肩甲骨を定位置に収め、回転させる筋肉の一つであり、テストの動きを見ると、「腕をできるだけ広く開き、できるだけたくさんのものを抱える」という感じがします。また、この筋肉は特に脾経の機能にかかわっており、免疫機能や白血球の機能を高めるために血液を浄化したり、損傷した古い赤血球を取り除いたりすることに関係しています。

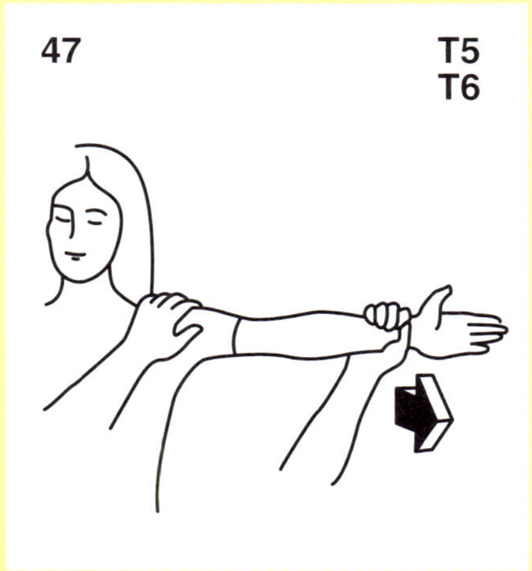

テスト

左腕をまっすぐ横に伸ばし、左手親指は上に向けます。術者は被験者の左手首の甲側に圧をかけて前方へ向けて押します。この時、被験者の肩が上がらないように気をつけてください。

右腕も同様にテストを行います

僧《そう》帽《ぼう》筋《きん》(下《か》部《ぶ》)

脾経／ひけい

◇「上にあるものを抱きかかえる」から何を連想しますか?
◇多くのものを抱えすぎてはいませんか?
◇腕を広げて宇宙全体を抱きかかえる時ではありませんか?
◇有害な食物や化学物質によって脾臓/解毒/免疫機能を酷使していませんか?
　有害な知識や、心に害となるものに触れていませんか?

腕をしっかりと伸ばして肩の高さで真横に上げて、手のひらを上に向けたまま腕を後ろ・下方へもっていく時に、両肩甲骨の下端の周囲でこの筋肉の収縮を感じることができます。

この筋肉は肩甲骨を定位置に収め、回転させる筋肉の一つであり、テストの動きを見ると、「上にあるものをつかんだり支えたりするために腕を大きく開く」という感じがします。また、この筋肉は特に脾経の機能に関わっており、免疫機能や白血球の機能を高めるために血液を浄化したり、損傷した古い赤血球を取り除いたりすることに関係しています。

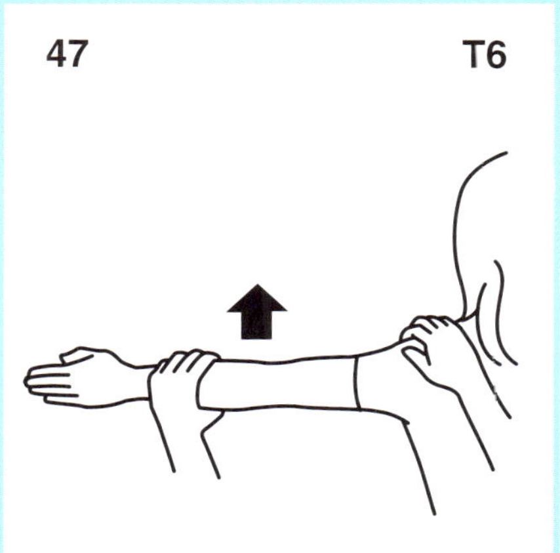

テスト

左腕をまっすぐ横に伸ばし、手のひらを上に向けます。術者は被験者の左手首に圧をかけ、その腕が上方・前方へ向かうように押します。

右腕も同様にテストを行います

母指対立筋《ぼしたいりつきん》

脾経／ひけい

脾経

◇何かを握る必要がありませんか？ もっと何をしっかり握る必要がありますか？
◇手放す必要があるのに、しがみついているものがありませんか？
◇「甘いもの」を摂りすぎてはいませんか？
◇問題を「一口サイズ」に小分けできていますか？

親指と小指で輪を作った時に、母指球でこの筋肉の収縮を感じることができます。

母指対立筋のテストでは小指と親指で何かを握る時の相対的な力がわかります。この筋肉は特に膵臓の機能に関連しており、糖代謝や「物事を扱える大きさに噛み砕くこと」「役に立つものとそうでないものを区別すること」など消化機能のメタファー（比喩的意味）と関係しています。

49　C4

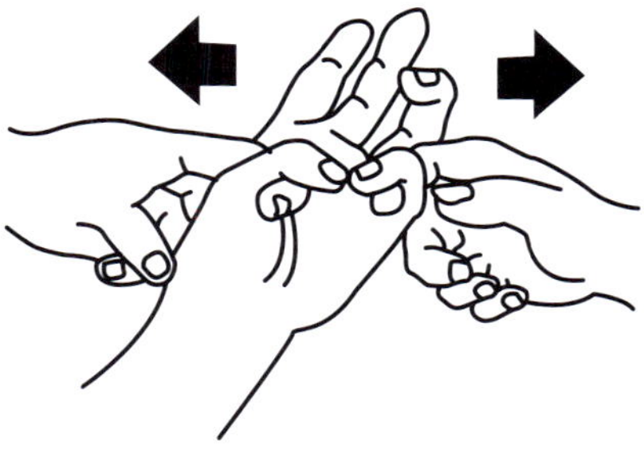

テスト

左手の親指の先と小指の先で輪を作ってください。術者は被験者の親指と小指を軽く引き離します。この際、少し指が離れたとしても筋肉が弱いとはとらえず、少し離れたところで筋肉がロックするかどうかで判断します。ロックした場合にはその筋肉は強いと考えてください。

右手も同様にテストを行います。

上腕三頭筋《じょうわんさんとうきん》

脾経／ひけい

◇「手を伸ばす」から何を連想しますか？　十分に「手を伸ばして」いますか？　たくさんのことに「手を出しすぎ」てはいませんか？
◇「甘いもの」で何を連想しますか？　それを摂りすぎてはいませんか？　あるいは不足してはいませんか？
◇問題を「一口サイズ」に小分けできていますか？

手のひらが体に向いた状態で肘をまっすぐ伸ばす時に、肘の後部と肩の間でこの筋肉の収縮を感じることができます。

腕の後ろのこの筋肉は腕を伸ばすのを助け、上腕二頭筋の拮抗筋として機能しています。また、そのテストの動きは「手を伸ばす」「腕を引きつける」という言葉を連想させます。この筋肉は特に膵臓の機能に関連しており、糖代謝や消化機能全般と関係しています。消化のメタファーは、「物事を扱える大きさに噛み砕く」ことだったのを思い出してください。

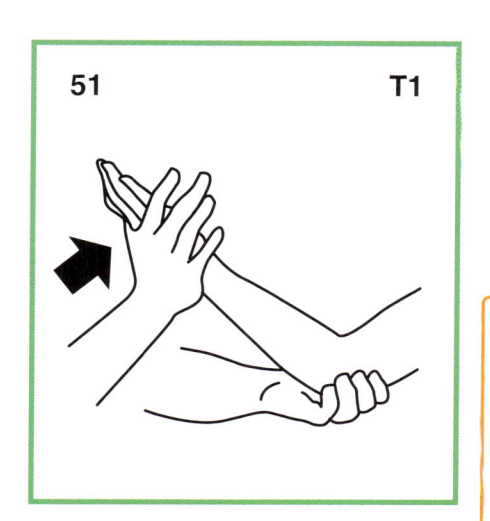

51　T1

テスト

右肘を少しだけ曲げた状態にします。術者は左手でその肘を支え、右手で被験者の右手首の後ろから圧をかけてもっと腕が曲がるように押します。なお、子どもにテストする時は、腕がほぼまっすぐな状態で始めてください。
左腕も同様にテストを行います。

脾経

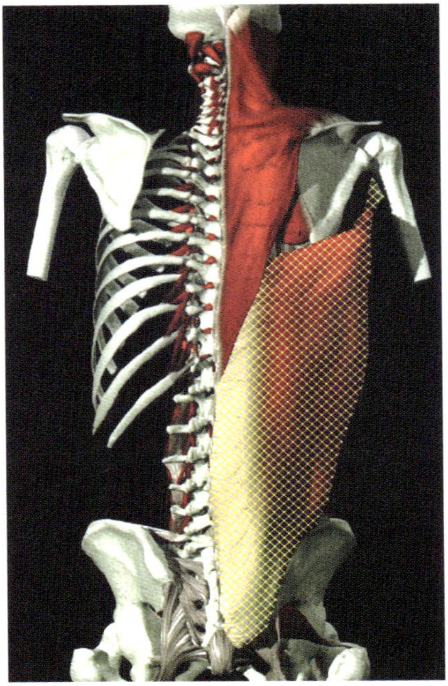
広背筋（右側 後面図）

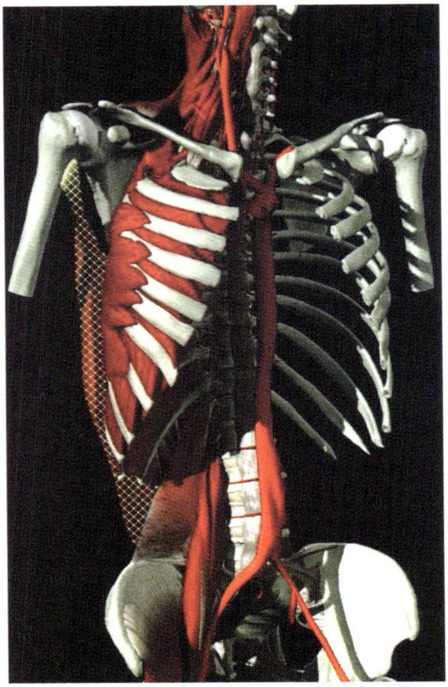
広背筋（右側 正面図）

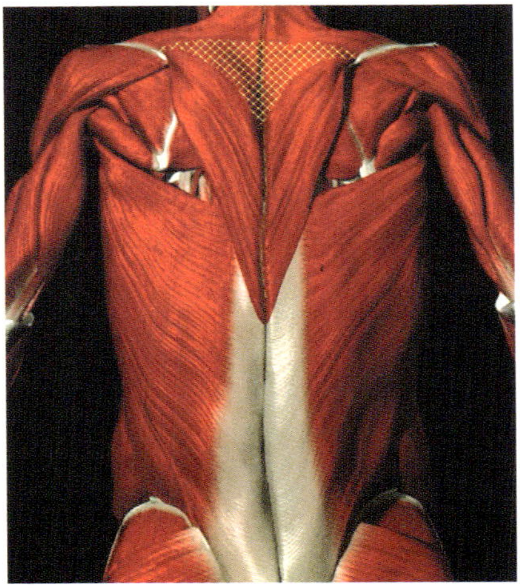
僧帽筋（中部）

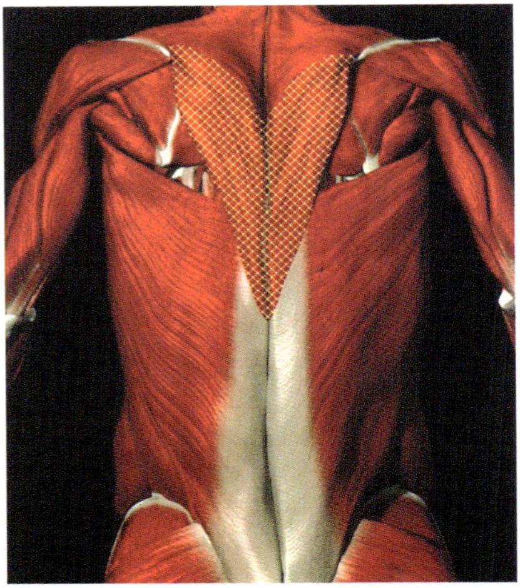
僧帽筋（下部）

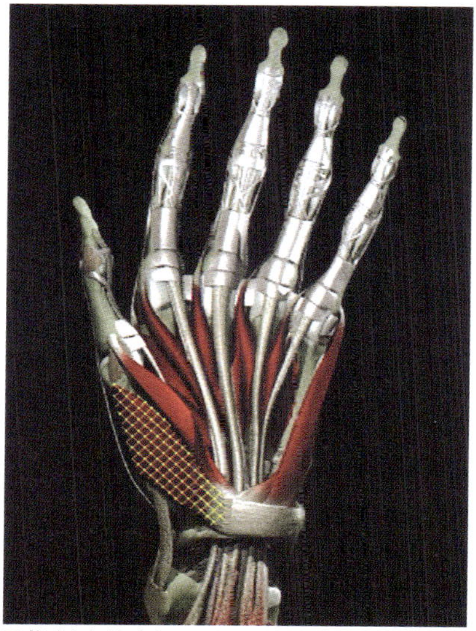

母指対立筋（左手 表面図）

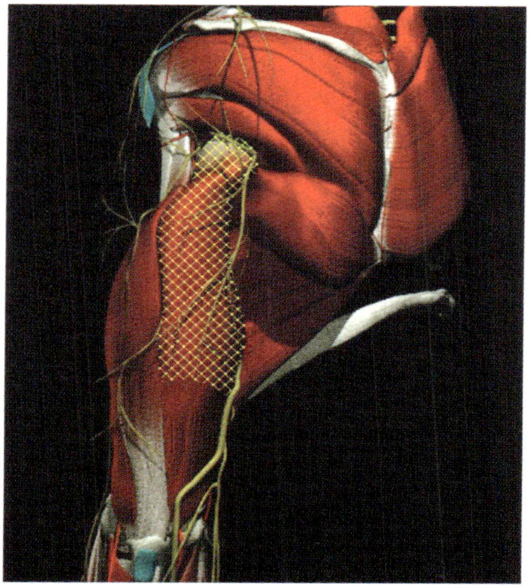

上腕三頭筋【長頭部】（左側 斜め後面図）

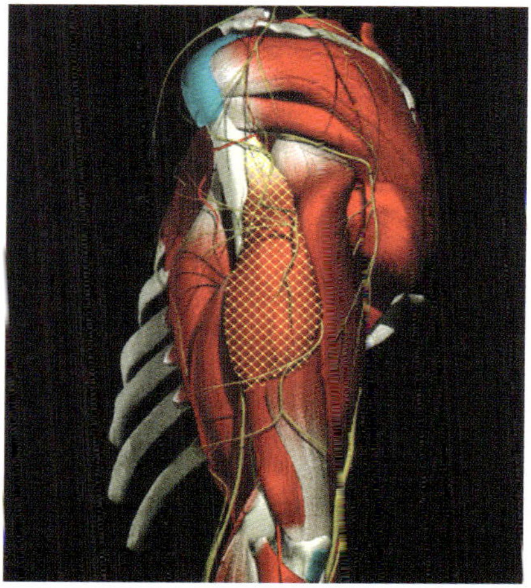

上腕三頭筋【外側頭部】（左側 側面図）

火

Fire Element Metaphors

火のメタファー

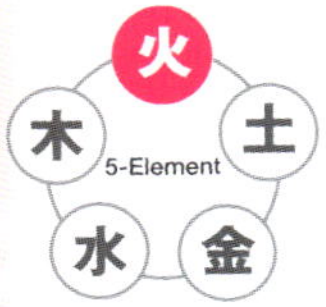

「火」のメタファーイメージは光と熱を放つ灼熱の太陽です。

「火」は、光と熱を放つ灼熱の太陽というイメージによって代表されます。それは、熱さと情熱、生命力、暖かい気持ちなどと関係しています。

「火」の相生関係――【木→火→土】

「木」が「火」の燃料となり、「火」が生んだ灰から「土」が作られます。

「火」の相剋関係――【水→火→金】

「水」は消火や冷却によって「火」をコントロールします。また、「火」は金属を溶かし、純化、鋳造、形成、強化することで「金」をコントロールします。

◇「火」から何を連想しますか？ それは人生でどんな意味を持ちますか？
◇生きる情熱やエネルギー、ガッツを十分に持っていますか？
◇情熱過剰で蓄えたエネルギーまで燃やし尽くしてはいませんか？ 周りの人々を火にかけてはいませんか？

火の色――赤

これは火の赤、燃える情熱の赤、燃料がエネルギーに変換される時の赤です。

◇「赤」から何を連想しますか？
◇自室や職場で使われている赤色を思い出してください。十分に赤が取り入れられていますか？ 赤が多すぎるということはありませんか？

火の季節――夏

夏は一番暑く、日照時間がもっとも長い季節です。一番発育し力が熟す時期であると信じられており、休暇と楽しみの季節であり、促成栽培の農作物を収穫する時期でもあります。

人によっては、活動的になるほどに生命力が増して健康になり、筋肉が強化され、体調が整います。

◇「夏」から何を連想しますか？ それは人生や目標にとってどんな意味を持ちますか？
◇陽の下で楽しめますか？ 夏の暑さや活動を楽しめますか？ 強烈な光と熱で体力が消耗してはいませんか？
◇エネルギーを消耗してはいませんか？
◇太陽の光や熱で日焼けしてはいませんか？

火

「火」の気候――熱気・暑さ

熱帯地方や暑い季節を想像してください。その熱さは情熱やプレッシャーや危険に関係しているかもしれません。とても暑い時、水をたくさん飲んで暑さとのバランスとる必要があります。つまり、「水」を使って「火」のバランスを取らなければならないのです。

◇「熱さ」「暑さ」から何を連想しますか？
◇職場で、家庭で、人生で、そして社会の中で「暑苦しさ」に耐えることができていますか？
◇バランスを取りながらプレッシャーや危機に適応していますか？
◇熱くなりすぎてはいませんか？ あるいはクールすぎてはいませんか？
◇燃え尽きてはいませんか？

火

「火」の匂い——焼けこげる匂い

焼けこげる匂いは、表面が「焼けること」や「カサカサになること」による匂いです。その匂いは、文字通りに「灼熱の太陽による日焼け」を意味することもあるし、比喩的に「火のような厳しい試練」を意味する場合もあります。それは、危険な状況を切り抜けたとしても最小限の結果しか得られないというような試練です。

また、「焼けこげる」匂いは、厳しい批評、嘲笑、恥辱にさらされることを意味する場合もあります。

火

◇「焼けこげた」匂いから何を連想しますか?
◇文字通り、火で焼けこげた経験がありませんか?
◇過去の苦い経験や他人の熱情・要求・批判のせいで「焼けこげた」ことがありませんか?
◇少し「焼けこげる」ような犠牲を払ってまでも危険な行動をとる必要がありませんか?

「火」の味覚——苦さ

毒物の多くが苦い味であるため、苦さは危険を指すことがあります。また、天然の刺激物の多くは苦い味がします。私たちは、後悔の念、不義や不愉快の感覚を思い起こすメタファー(表現)として「苦々しい」を用いています。

火

◇「苦味」から何を連想しますか?
◇苦々しさが尾を引いている後悔や恨みがありますか?
◇あなたに「毒を盛って」いるのは何ですか?
◇あなたの喜びに苦々しさを与えているのは何ですか?
◇人生にもっと刺激が必要ですか? 刺激過剰になっていませんか?
◇神経過敏になっていませんか? 興奮しすぎではありませんか?
◇闘う準備ができていますか? 逃げる用意ができていますか?

「火」の感情——喜び

喜びとは生き生きとした強い幸福感です。刺激的な生活からくる喜びもあれば、人生に満足を得たことによる平和と豊かさの感覚からくる喜びもあるでしょう。また、「火」は情熱的なすべての感情、特に愛にかかわっています。

どのような時に自分が幸福ではなく、元気がなく、暗澹となり、心が沈むのかに気づくのは大切です。すべての感情を経験するのは大切なことですが、愛と喜びは他の感情の少なくとも倍は強く感じる必要があります。

しかし、慎みが求められている時に、はしゃぎすぎたり、楽しそうにふるまったりすると、その喜びは問題となることもあります。

◇「愛」「喜び」から何を連想しますか？それは人生や目標とどのように関連していますか？
◇生活の中にもっと愛と喜びが必要ですか？
◇現実を見ずに「はしゃぎすぎて」しまったことで、心が痛んでいませんか？
◇刺激を与えてくれるドラッグに依存していませんか？
◇楽しんでいますか？ 内側の充足感を得ていますか？

火

「火」の音声——笑い声

笑いは、陽気、歓喜、楽しみの中でリズミカルに息を吐き出す音声です。また、大成功、からかい、挑発などと関連しても発せられます。

笑いは最高の癒しとなりえます。そのため、嘲笑された過去の苦い体験から、笑いについて否定的連想を持つようになった人は、その苦い経験を忘れる必要があるでしょう。

また、笑いは奇妙な瞬間にやってくることもあります。神経質になったり、おびえたり、悲しんだり、絶望したりするときにも、時として人は笑い出すのです。笑いの背後にある「思い」に注意を向けることが癒しにとても役立つでしょう。

◇「笑い」から何を連想しますか？ 目標にとって笑いはどんな役割を持っていますか？
◇生活の中にもっと笑いが必要ではありませんか？
◇何か笑い飛ばすべきことがありませんか？ あるいは、笑い飛ばすことで他の感情をごまかしていませんか？
◇笑う時ではないのに笑ってしまったことがありませんか？
◇嘲笑されたことがありませんか？

火

「火」の強化対象――動脈

動脈は血液を循環させて栄養や燃料をもたらし、文字通り、循環系、免疫系の機能、体温の維持にかかわっています。比喩的には、生活に不可欠な物質、暖房や料理のための燃料や食料の供給など、生活維持のためのあらゆる物資の輸送ルートを意味しています。

◇「動脈」「物資輸送ルート」から何を連想しますか？
◇知的・感情的・精神的・肉体的活力を維持するために必要な燃料や物資の安定した供給ルートを持っていますか？
◇生活維持の資源を適切に分配していますか？
◇生活の一部分が悪循環に陥って「冷たく」なっていませんか？

火

「火」の育くむべき個人の力――成熟

成熟するには、十分に成長して成人になり、分別がつくようにならなければいけません。成熟した人の特徴は、十分に感謝を示せること、自らの能力を使いこなせること、自らの限界を理解できていることです。

十分に成熟しているとは、自分の振る舞いが大人っぽく見えるかどうかを絶えず気にするのではなく、責任を持って行動することができることなのです。

早熟に見えるとすれば、責任能力がないのに成熟したふりをしている場合や、自分の成熟度を超えた知識や経験を持っている場合です。

火

◇「成熟」から何を連想しますか？
◇自分の限界を思い知ってもくつろいでいられますか？
◇自分の能力を十分に発揮できていますか？
◇気まますぎるのではありませんか？
◇いつも大人びた行動をしていて、子どものように無邪気な感動や喜びを経験できなくなってはいませんか？

「火」の世界の見え方の成熟段階――生徒・学生時代

この段階は「循環する機械的因果関係」という特徴を持ち、直線的な思考によって、「結果」を生み出した「原因」を見つけようとします。つまり、「十分に注意深く見れば、どんな結果にも一つの原因を見つけることができる」と信じる態度なのです。

この態度があるからこそ、人類は病気の原因となる細菌・ウィルス・遺伝子を見つけてきたともいえます。これは、善人と悪人がいて戦い抜くことこそが目標達成のための最善の方法であるという「戦士の考え方」であり、「神話を字義通りに解釈する」段階といわれています。

この段階にある人は、道徳上の規則を文字通りに解釈し、あいまいな解釈は許しません。事実は幻想と峻別され幻想以上の価値を持つのです。また、ギブ・アンド・テイクを重視し、完全主義の傾向があります。

◇「字義通りに信じる」「神話を信じる」から何を連想しますか？
◇規則・道徳・考え方を字義通りに狭く解釈して窮屈になっていませんか？
◇他人と関わるときに厳密なギブ・アンド・テイクを期待していませんか？

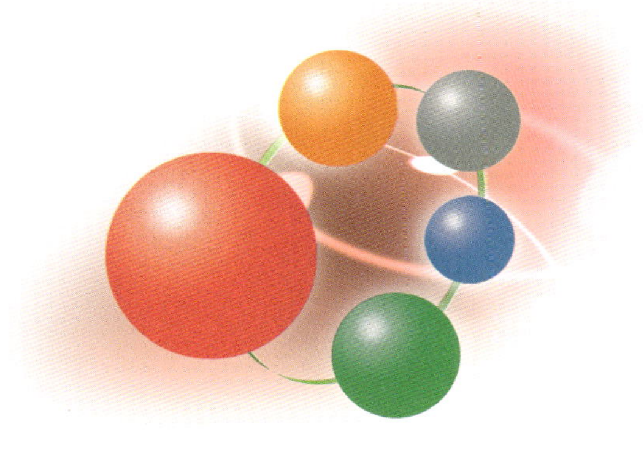

P39に五行メタファー項目別一覧表があります。参照してください。

心《しん》経《けい》

陰陽・五行　**火・陰**

日輪の法則　AM **11**～PM**1時**

心経の栄養補給

ビタミンE、B、カルシウム

心経の経絡

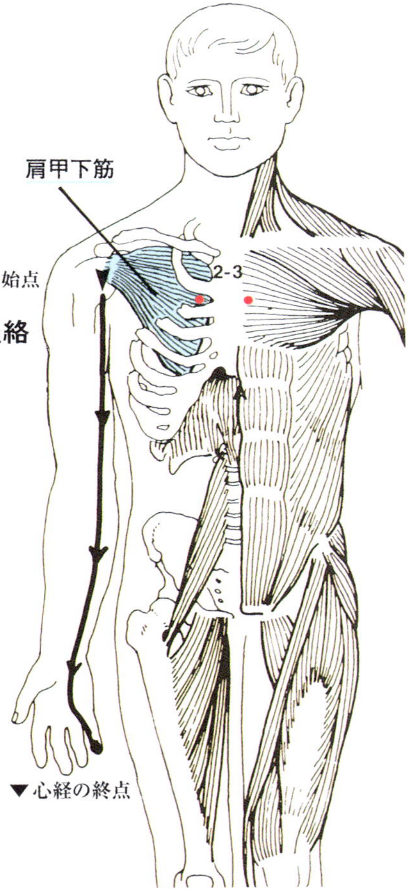

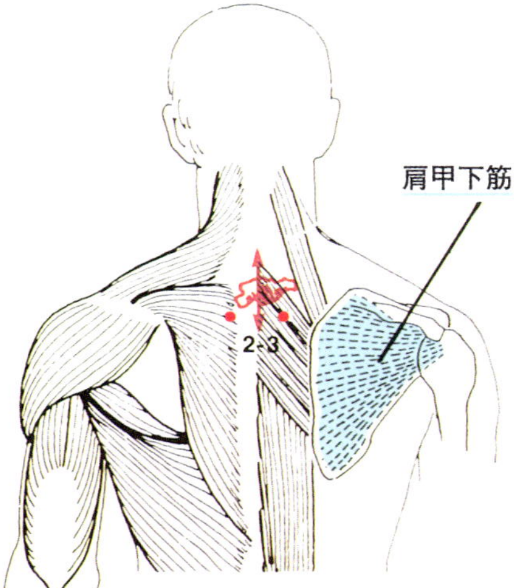

心経の神経リンパポイント

心経の筋反射テストと脊椎反射ポイント

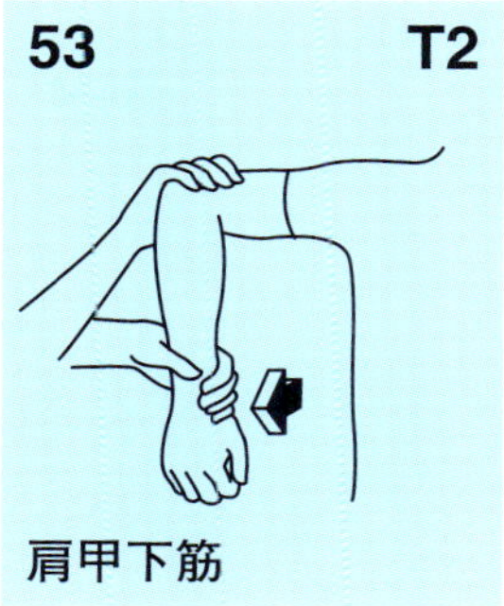

心経の神経血管のポイント

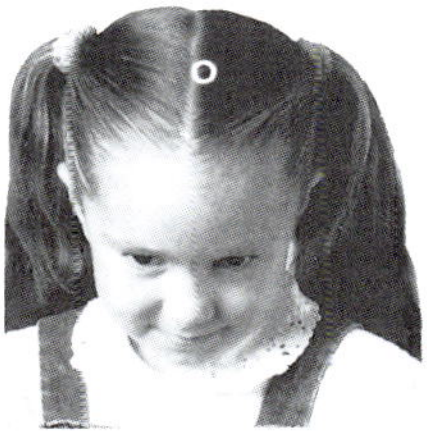

肩甲下筋

心経の活性化ポイント

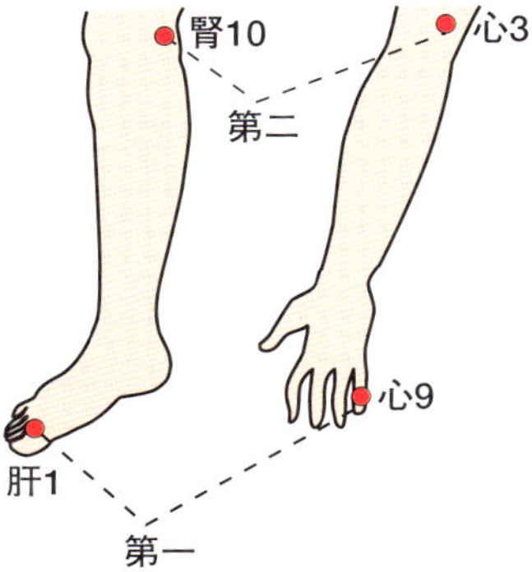

心経の鎮静化ポイント

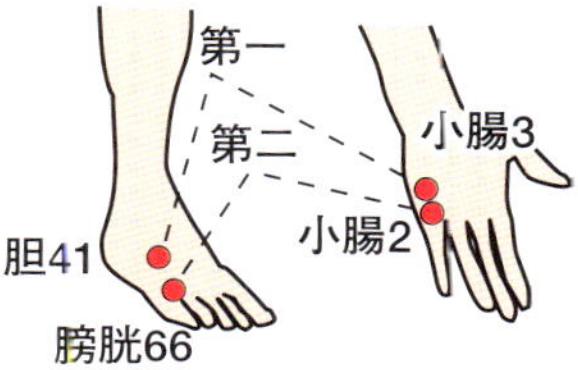

心経を鎮静化するかわりに
小腸経を活性化します

心経

P69 肩甲下筋

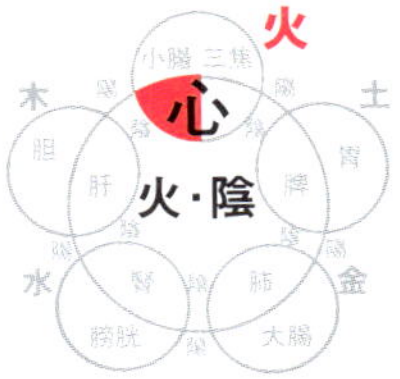

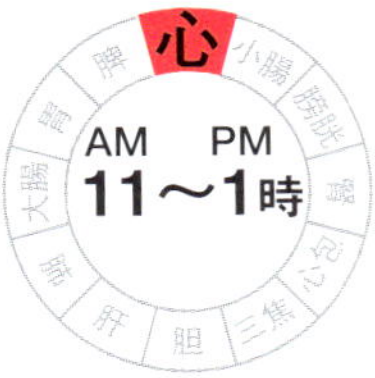

心臓の機能は血液循環だけではなく、心臓以外の全細胞と電気的交信を行い、脳の5000倍もの電気的メッセージ（気）を魂の中に作り出すことです。心臓はすべての内臓や筋肉と絶えず交信しており、瞬間ごとに血液や酸素の必要量を決定しているのです。

西洋では伝統的に感情と知恵の中心の象徴として心臓を捉えていますが、東洋医学では心臓は知的なプロセスにも強くかかわっており、「君主」として明晰な洞察をもって行動の指令を出すとされています。

◇「心」から何を連想しますか？「心」で何を感じていますか？
◇日常生活で「循環」や「意志疎通」がうまくできていますか？魂（心・体・頭）の「循環」や「意志疎通」がうまくできていますか？
◇論理的思考・直感・知恵・感情との間に矛盾がありませんか？
◇他者との意志疎通がうまくできていますか？

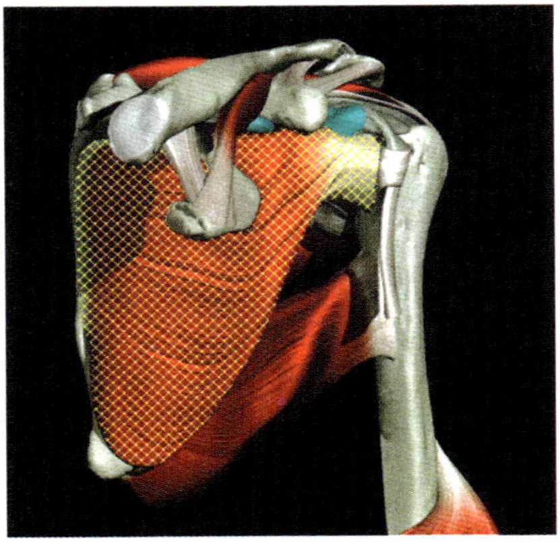

肩甲下筋（左側 正面図）

肩甲下筋《けんこうかきん》

心経／しんけい

◇何か隠し事をしていませんか？
◇明かすべき秘密はありませんか？
◇頭ではなく心では何を感じていますか？
◇他人との意志疎通がうまくできていますか？

心経

「かかし」のように、腕を体の横に上げて肘から下側を真下に垂らします。肘を回転軸にして垂らした前腕を後ろにやろうとする時に、肩甲骨全体に付着しているこの筋肉が収縮するのを感じることができます。または、手の甲を腰のくぼみに置き、手を体に押し付けることでも、この筋肉の収縮を感じることができます。

肩甲下筋の機能は肩を適所に収めることですが、肩甲骨の背後に隠れているため、外からはその動きを観察できません。この筋肉は心経の機能にかかわっており、伝統的な感情中枢としての心臓だけではなく、魂全体の循環や電気的交信にも関係しています。

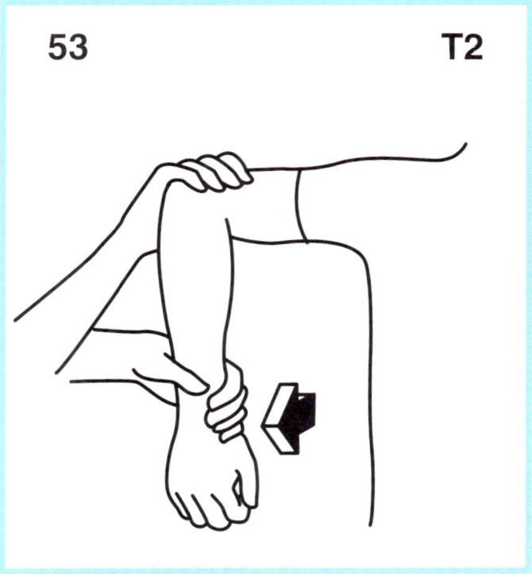

テスト

右腕を真横に出して肩の高さに保ち、肘を90度の角度に曲げて手の先を真下に向けます。術者は右手で被験者の肘を固定し、左手で手首の少し上に圧をかけて前腕が前に出る方向へ押します（肘を軸にして前腕が回転して前上方へ向かう方向です）。

左腕も同様にテストを行います。

小腸経《しょう ちょう けい》

陰陽・五行　**火・陽**
日輪の法則　PM **1～3時**

小腸経の栄養補給

腹筋：ビタミンE
大腿四頭筋：ビタミンD、B

小腸経の経絡

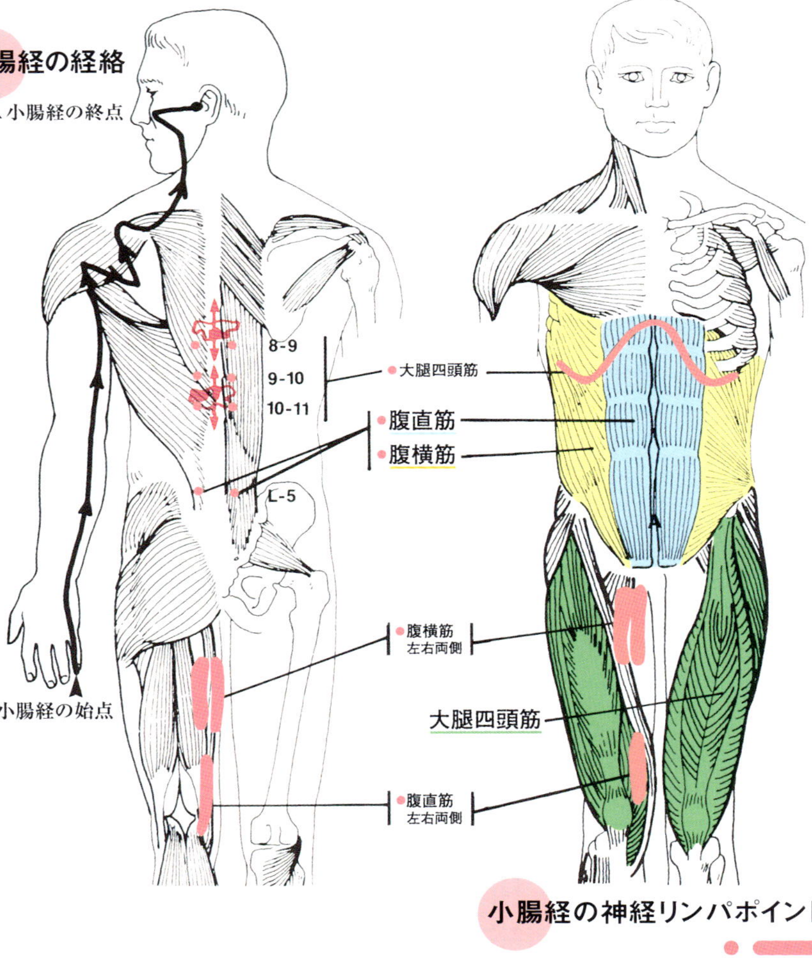

小腸経の神経リンパポイント

小腸経の筋反射テストと脊椎反射ポイント

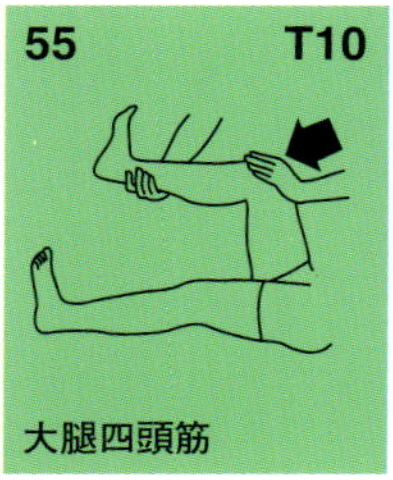

大腿四頭筋

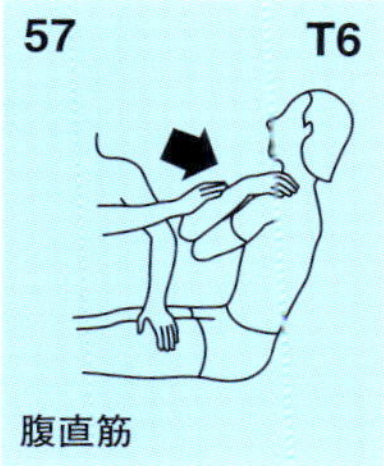

腹直筋

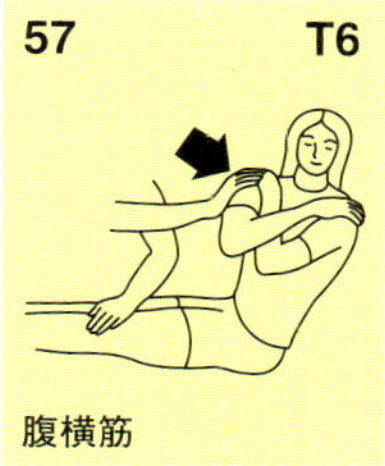

腹横筋

小腸経の神経血管ポイント

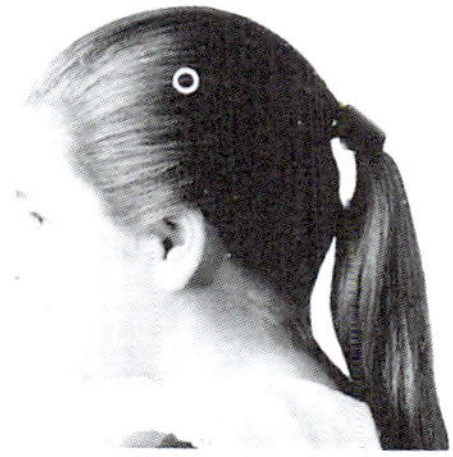

大腿四頭筋
腹直筋
腹横筋

小腸経の活性化ポイント

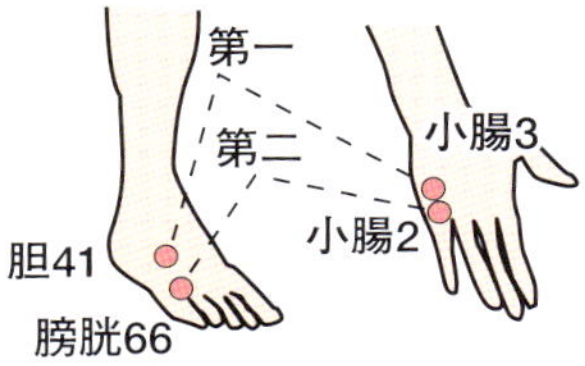

小腸経の鎮静化ポイント

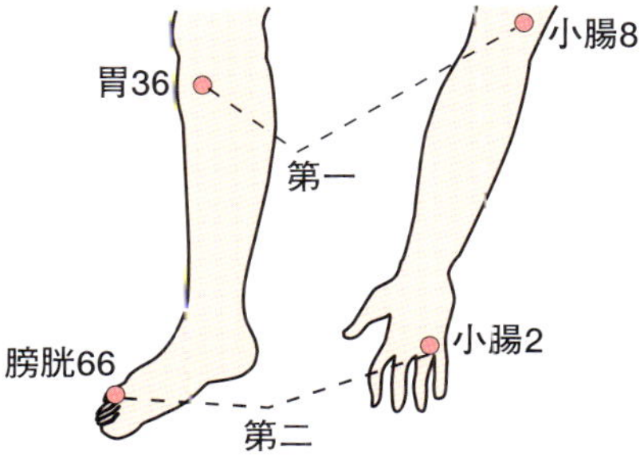

小腸経

P73 大腿四頭筋
P74 腹筋（腹直筋・腹斜筋・腹横筋）
P75 腹直筋
P76 腹斜筋・腹横筋

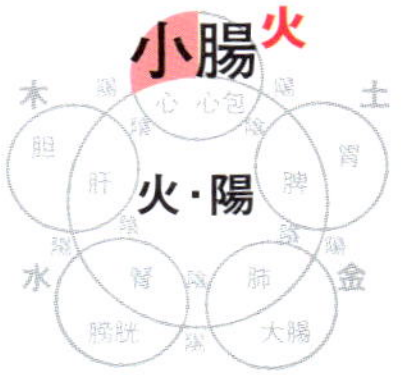

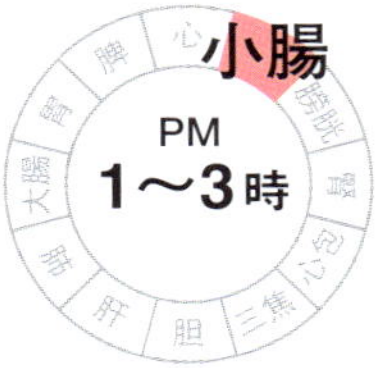

小腸経の主な働きは栄養物と不要な物質を分離して栄養分を吸収することであり、同じことが細胞レベルでも魂のレベルでも起こります。それは、魂の外側からやってくる事物や影響を吸収するという働きです。

小腸は7メートル以上の長さを持ち、十二指腸、空腸、回腸と3つの部分からなっており、そこで液状になった食物に他の臓器からのさまざまな化学物質が分泌されることによって栄養吸収の助けとなっています。また、小腸内のバクテリアは多量の「便の元」を作るとともに、栄養の吸収を助ける働きをしています。

◇「栄養の吸収」から何を連想しますか？
◇栄養となるもので消化吸収が困難なものはありませんか？
◇「腹を痛める」から何を連想しますか？
◇呼吸が苦しくなるようなことはありませんか？

大腿四頭筋《だいたいしとうきん》

小腸経／しょうちょうけい

◇「階段を駆け上がる」から何を連想しますか？
◇「大股」になりすぎてはいませんか？
◇人生における栄養（成長に役立つもの）で消化吸収が難しいものがありませんか？

足先と膝を前に向けたまま太ももを上げた時に、太もも前面にあるこの筋肉を感じることができます。

この筋肉は膝を伸ばし、太ももを曲げます。階段を上がったり、イスに座っていて立ち上がったりするのが難しい場合にはこの筋肉が弱っているはずです。また、膝の痛みは多くの場合、この筋肉が弱くなっていることに関連しています。空腸や回腸の機能とも関連しているため、この筋肉が弱い場合、消化器系の問題も考えられます。

55　　T10

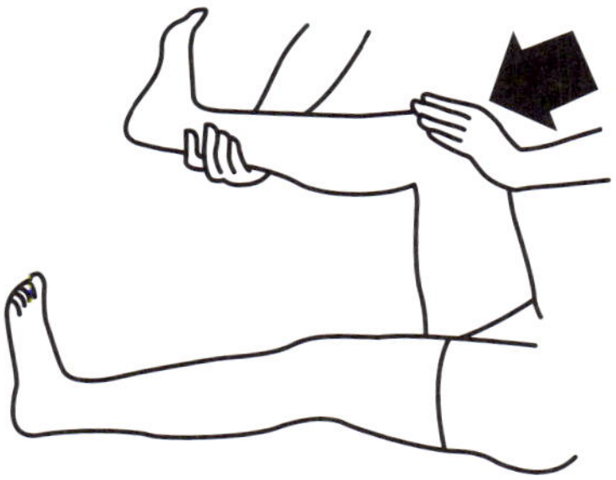

テスト

胴体に対してほぼ90度の角度で右の太ももを挙げて保持し、右膝は曲げ、右足先は自然に膝より前に出た状態にします。

術者は被験者の右膝と右くるぶしに圧をかけ、足が伸びるような方向に押します。この時、大腿筋膜張筋を巻き込まないために、太ももをねじらないよう注意してください。

左脚も同様にテストを行います。

腹筋《ふっきん》(腹直筋・腹斜筋・腹横筋)　小腸経／しょうちょうけい

◇「美しい立居振る舞い」から何を連想しますか?
◇いい姿勢をしていますか? 人生に対する姿勢はどうですか?
◇日々の仕事に満足していますか?
◇呼吸が苦しくなるようなことはありませんか?
◇「腹を痛めて」はいませんか? その原因は何ですか?

小腸経

腹筋は姿勢に関係しており、背骨をバランスよく維持するために重要です。この筋肉群がバランスを崩していると、背中や首に痛みが出てくることがあります。また、この筋肉群は協働で内臓を動かして、その内臓機能にとって最適な位置を維持しています。ちなみに、妊娠・出産後の回復は、大股歩行を毎日20分以上続けるなどの運動でこの筋肉群を強化すると促進されます。

また、小腸の最初の三分の一に当たる十二指腸と関連しているため、腹痛、消化不良、呼吸困難がある場合には、この筋肉群は弱くなっているはずです。

腹直筋《ふくちょくきん》

小腸経／しょうちょうけい

膝を曲げて床に座るか、膝と太ももを安定させた状態で座ります。ゆっくりと後ろに倒れる時に、肋骨の下部と胸骨から恥骨まであるこの筋肉群を感じることができます。

57　T6

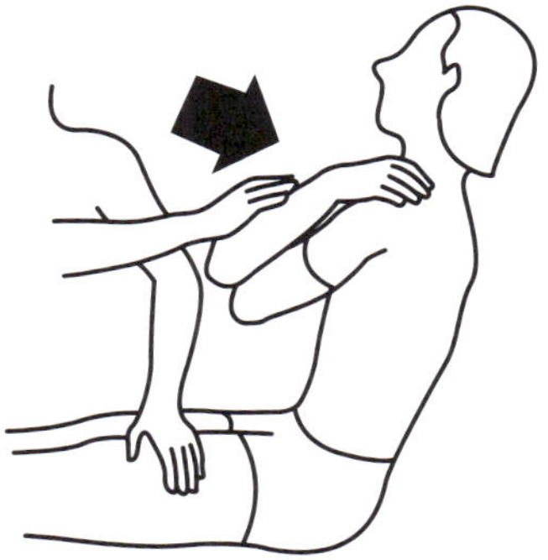

テスト

右手を左肩、左手を右肩に置いて、あごを上げた状態で後ろに倒れます。

術者は被験者の手首の交差部分に圧をかけて後ろに向かうように押します。テスト中は、被験者の膝の上部に片手を置いて太ももを安定させてください。

小腸経

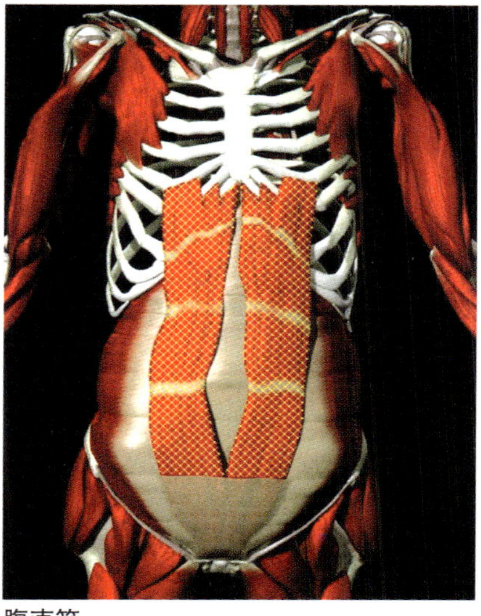

腹直筋

腹斜筋《ふくしゃきん》・腹横筋《ふくおうきん》

小腸経／しょうちょうけい

膝を曲げて床に座るか、膝と太ももを安定させた状態で座ります。その状態で上体を左右にひねった時に感じることができます。

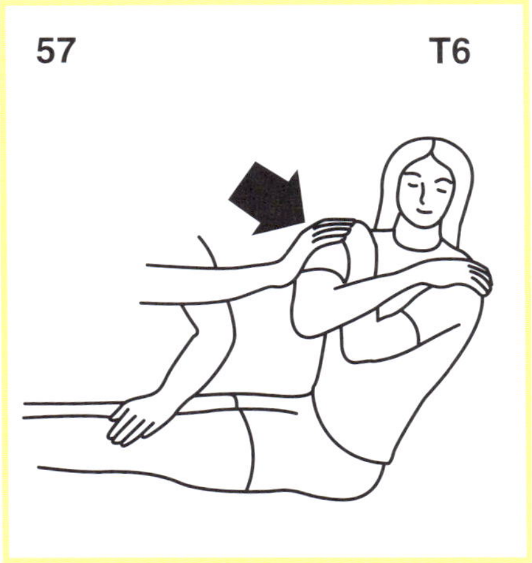

テスト

膝と太ももを安定させて（または、膝を曲げて）座ります。右手を左肩、左手を右肩に置き、胴体を左に約25度ねじって後ろに少し倒れた状態であごを上げます。この時、術者は被験者の両膝が動かないようにしてください。

テストのための圧の方向には二種類あります。腹斜筋の場合、上体をねじり戻すように圧をかけます。腹横筋の場合、右肩の外側から肩のラインに沿って圧をかけます。

逆側も同様にテストを行います。

小腸経

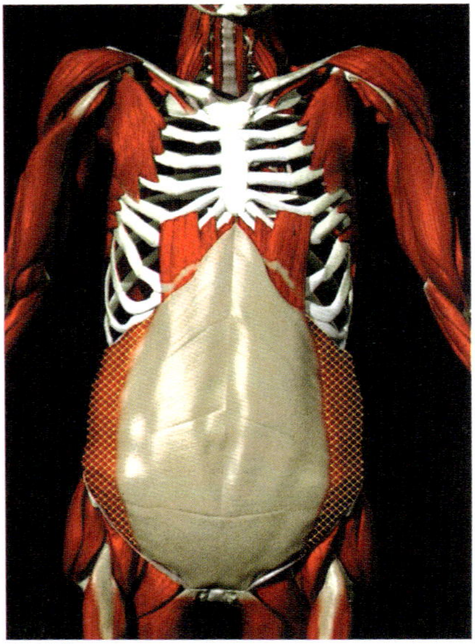
腹斜筋

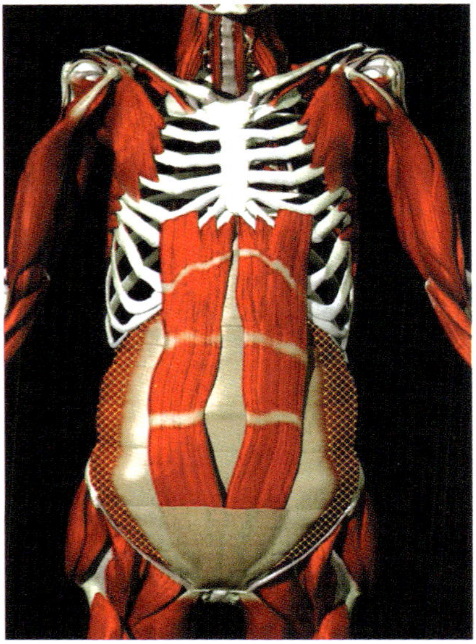
腹横筋

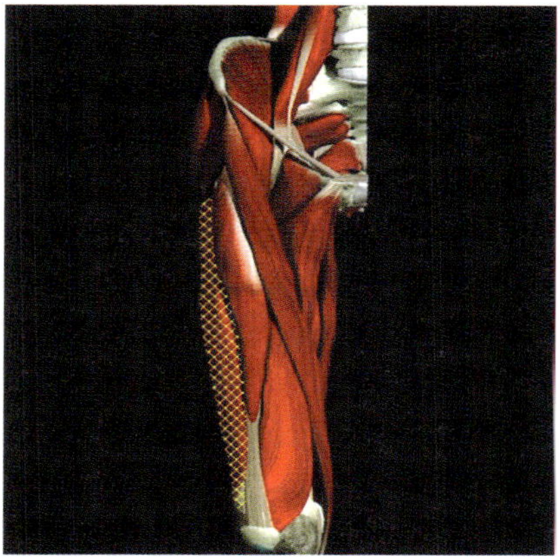

大腿四頭筋の一部【外側広筋】
（右側 正面図）

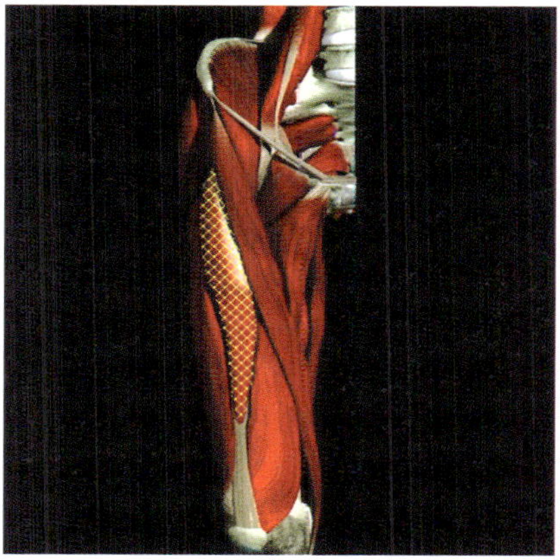

大腿四頭筋の一部【大腿直筋】
（右側 正面図）

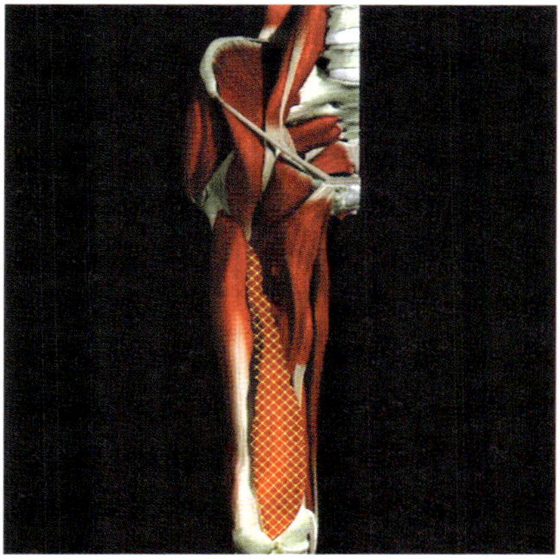

大腿四頭筋の一部【内側広筋】
（右側 正面図）

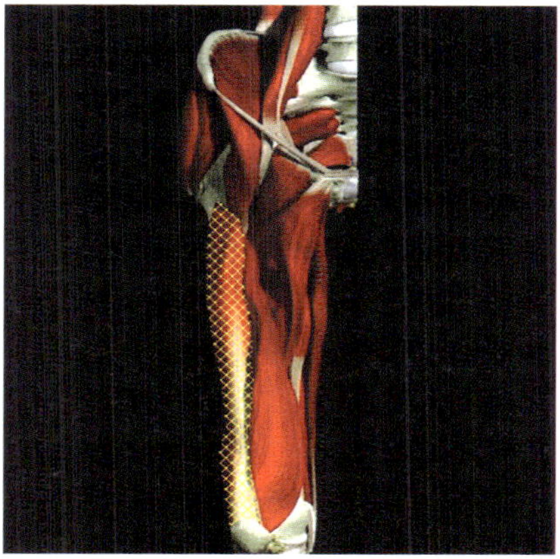

大腿四頭筋の一部【中間広筋】
（右側 正面図）

Water Element Metaphors

水のメタファー

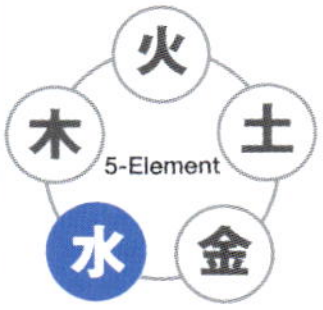

「水」のメタファーイメージは、海洋、海、湖、川の水です。

「水」のメタファーイメージは、海洋、海、湖、川の水です。水は変幻自在に形を変えうるとても神秘的な存在であり、無意識、夢の世界、感情のシンボルであるといえます。また、理解不能なもののシンボルであり、恐怖のシンボルなのです。同時に水は日常生活を潤滑に機能させる上で不可欠なものでもあります。

「水」の相生関係――【金→水→木】

「金」は「水」を創造します。冷たい金属の表面についている水滴、あるいは、鉱石や岩塩が堆積している深い地中からの湧き水を思い浮かべてください。また、「水」は「木」に潤いを与え、育んでいます。

「水」の相剋関係――【土→水→火】

「土」は水に形を与えて川や湖とすることで「水」をコントロールしています。また、「水」は消火の働きによって「火」を支配しています。

◇「水」から何を連想しますか？ それは人生や目標にとってどんな意味を持ちますか？
◇神秘や恐怖やリスクから何を連想しますか？ 神秘やリスクに満ち満ちた日々を送ってはいませんか？
◇夢実現のためには恐怖を乗り越え、「不確かなままでもよしとする」態度が必要ではありませんか？

「水」の色――青

水の青さをイメージするといいでしょう。

◇「青」から何を連想しますか？　それは人生や目標にとってどんな意味を持ちますか？

「水」の季節――冬

冬眠の時期やわびしい時を想像してください。それは、再統合と癒しの時期であり、種まきの時期――新しい始まりの準備期とみなすことができます。つまり、活動を減らし、休息と内省に多くの注意を向けるべき時期なのです。

◇「冬」から何を連想しますか？ それは人生や目標にとってどんな意味を持ちますか？
◇内省や立案に集中すべき時なのに動きすぎてはいませんか？
◇「寒いところ」に取り残されたことがありませんか？
◇安全で暖かい環境で手厚く守られていますか？

水

「水」の気候――寒冷

冬の寒さをイメージしてください。あるいは冷たさ、無関心、無感動、人としての温かみを失っている人物を思い出してみてください。

◇「寒さ」から何を連想しますか？　それは人生や目標にとってどんな意味を持っていますか？
◇厳しい環境下で感覚が麻痺してはいませんか？
◇目標達成のために、「はやる思い」を抑えて冷静になるべき時ではありませんか？

「水」の匂い——(動物性の)腐臭

肉が腐るときの不快な匂いをイメージしてください。朽ち果てて埋葬すべき物事があなたの人生にあるのかもしれません。あるいは、耐えがたく、命取りになるかもしれない腐敗や堕落があなたの人生にあるのかもしれません。

◇「腐った肉」から何を連想しますか?
◇すでに朽ち果てていて「埋葬」すべきことがありませんか?
◇完全に腐りきっていて鼻持ちならないくらいに不愉快で耐え難いものは何ですか?

「水」の味覚——塩辛さ

血漿の塩分量は海水の塩分量とほぼ同じといわれています。また、塩は食べ物の風味を高める調味料として、あるいは肉類の防腐剤として使われてきました。

疑わしい情報を誰かに伝える時に、英語の慣用句では「辛めにこの情報を受け取ってください(文字通りに受け取らず疑ってかかってください)」と表現します。

◇「塩辛い」から何を連想しますか? それは人生や目標においてどんな意味を持ちますか?
◇「人生の防腐剤」から何を連想しますか? 腐りかけていて何とかしなければならないものがありますか?
◇疑ってかかるべきものはありませんか? それは何ですか?

水

「水」の感情——恐怖・不安・畏敬の念

広大な、未踏の深淵な海底、もしくは夢や潜在意識の深奥に潜む恐怖をイメージしてください。

◇「恐怖」「不安」「畏敬の念」から何を連想しますか？ それらに囲まれて困ってはいませんか？
◇目標実現にともなう恐怖がありませんか？ 恐怖に打ち勝ち「夢は実現する」と信じてもいいのではないですか？
◇未知への恐怖を畏敬の念に変えることができますか？ リスクにさらされる恐怖感をワクワクする期待感に転換できますか？
◇心配しすぎてはいませんか？
◇日常生活に潜む危険性にもっと注意を払う必要がありませんか？

「水」の音声——うめき声

ここでいう「うめき声」には、深いため息、なげき悲しむ声、ぼやき、泣き言などが含まれています。言葉では表現できない恐怖や痛み、同情や怒り、嫌気、さらには喜びや楽しみさえをも表現する深い声を想像してください。

◇「うめき声」から何を連想しますか？ 何に対してうめく必要がありますか？うめきすぎてはいませんか？ 愚痴をこぼしてばかりいませんか？
◇目標に取り組みながらどんな声を腹の底で出していますか？ その目標にたどり着いた時、どんな雄叫びを上げるでしょうか？

「水」の強化対象――骨

筋肉がコントロールして体を動かす構造（屋台骨）を作っているのが骨で、脳や心臓や肺などの生命維持器官を守る上でも役に立っています。また、骨はそのバネのような働きによって、体内の水分を循環させるポンプシステムの一部としても機能しています。

私たちは深い感情や強い直感に襲われる時、「骨の髄まで」と表現します。また、骨は腐食するのが遅く、死後も長期にわたって形を残します。

◇「骨」から何を連想しますか？
◇必要であれば頑固になれますか？ あるいは柔軟になれますか？
◇押し入れに人骨（恥ずかしい秘密）を隠していませんか？

水

「水」の育むべき個人の力――強調

自分の努力や活動を無理なく行える量にまで減らし、自然体の自分や人生の目的にかかわる面に目をやり、それを最大限に強調してみてください。

◇「強調」から何を連想しますか？
◇目標実現のために生活のどの側面を強調する必要がありますか？
◇気（エネルギー）の流れを妨げているのはどこに強調を置いているからですか？
◇目標達成に助けとなるにもかかわらず軽視しているものはありませんか？

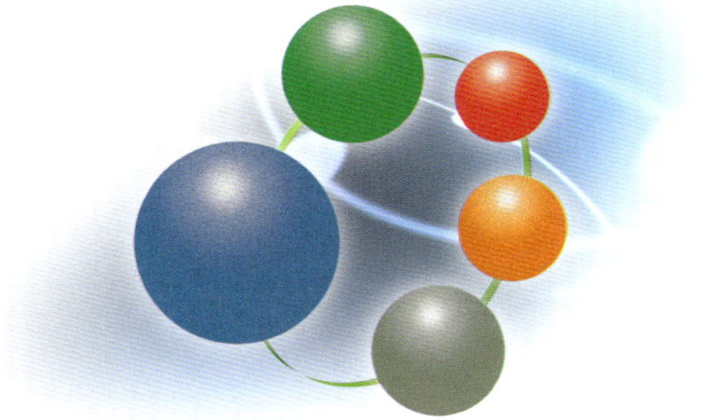

「水」の世界の見え方の成長段階――老年期・死

「統合された多様性」という世界の見方であり、すでに達成された目標の最終的な統合を生活にもたらすことや、環境に応じて変化してきた古い人生観を放棄することを含みます。これは、信念が再統合されることで普遍的信念へと成長する段階です。

この段階では、それまで成長の機会を逃し、無視し、回避し、否定してきた自分自身のすべての側面を再統合していきます。「矛盾」や「対立」は解決されるべき問題ではなく、受け入れられ認められるべき神秘とみなされるのです。人間を善と悪の両側面から見るようになり、環境と自己責任によって人格が形成されるということが理解できます。

また、この段階にいる人は、人々が信頼しあえるような社会を形成することにすばらしい価値を感じて、全体の利益のためには個々人の生活を犠牲にしてもよいと思う傾向にあります。そして、そのような感覚は、「すべてはつながっている」「理想世界とのつながり」といった「宇宙的な」段階へと広がっていきます。

水

◇「老い」「死」「再統合」「宇宙」から何を連想しますか？
◇あなたの「宇宙的な」感覚は人生や目的とどのように関係していますか？
◇個人的な成功や失敗、矛盾、不義への関心を捨て、今こそより大きな善に集中すべき時ではないでしょうか？
◇自分の関心事を変化させる必要がありませんか？

P39に五行メタファー項目別一覧表があります。参照してください。

膀胱経《ぼうこうけい》

陰陽・五行　**水・陽**
日輪の法則　PM **3～5時**

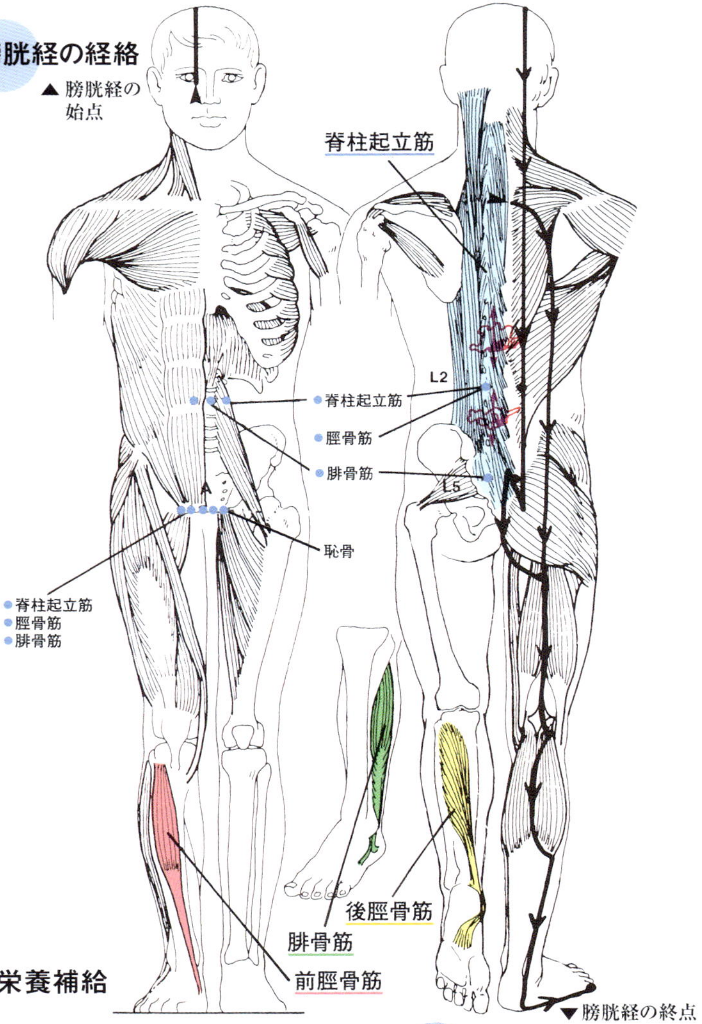

膀胱経の栄養補給

脛骨筋：ビタミンE、カルシウム
腓骨筋：ビタミンB1、B、カルシウム
脊柱起立筋：ビタミンA、C

膀胱経の神経リンパポイント

●

膀胱経の筋反射テストと脊椎反射ポイント

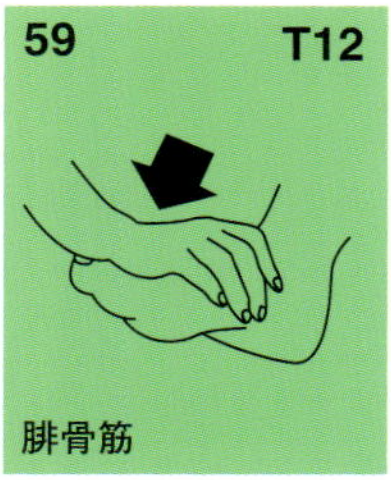

腓骨筋

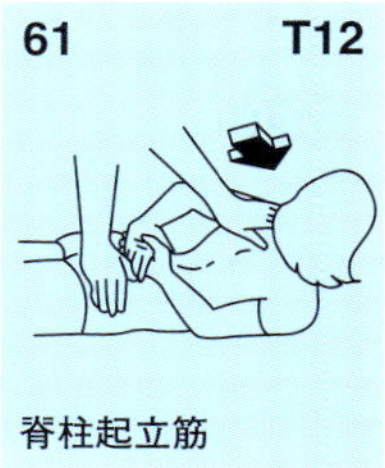

脊柱起立筋

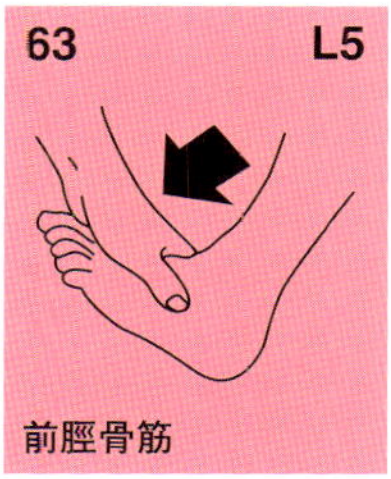

前脛骨筋

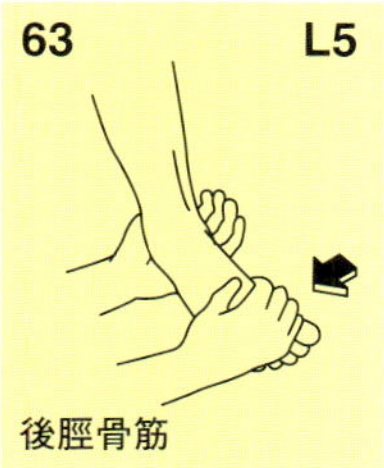

後脛骨筋

膀胱経の神経血管ポイント

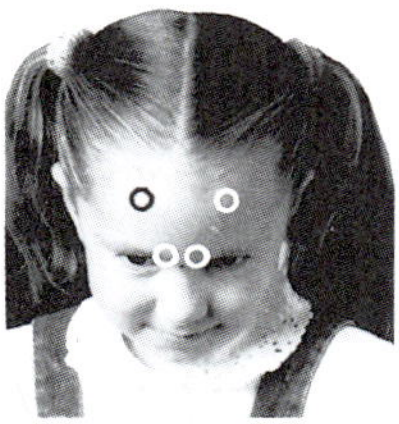

腓骨筋

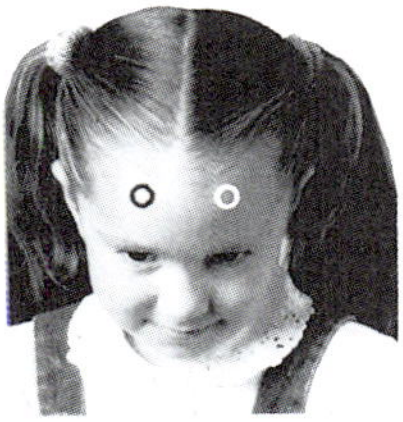

脊柱起立筋
前脛骨筋
後脛骨筋

膀胱経の活性化ポイント

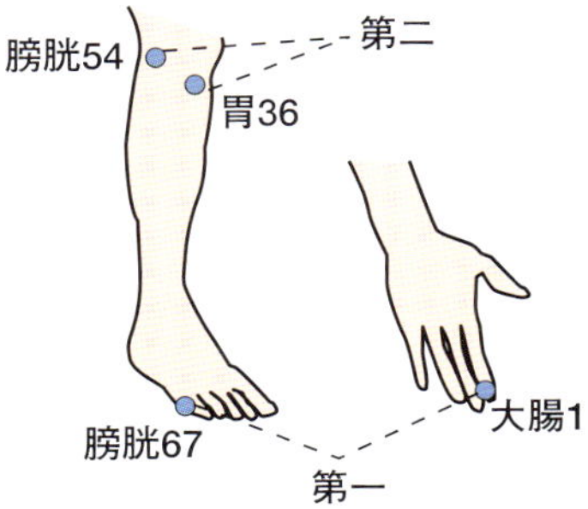

膀胱経の鎮静化ポイント

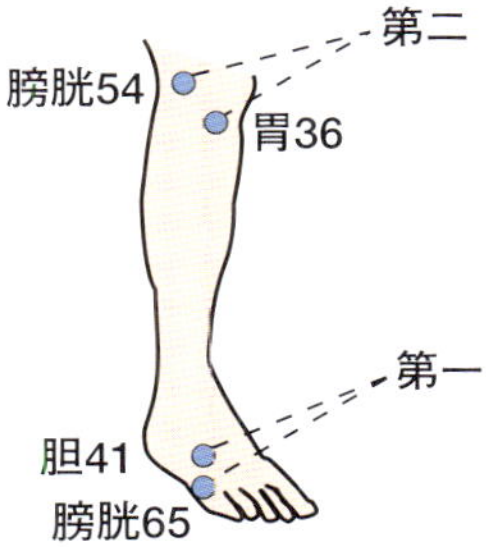

膀胱経

膀胱経

P87 腓骨筋
P88 脊柱起立筋群
P90 脛骨筋　前脛骨筋
P91 後脛骨筋

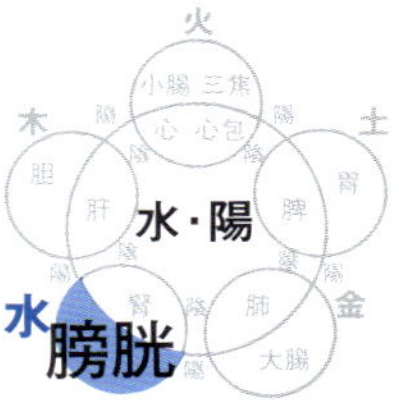

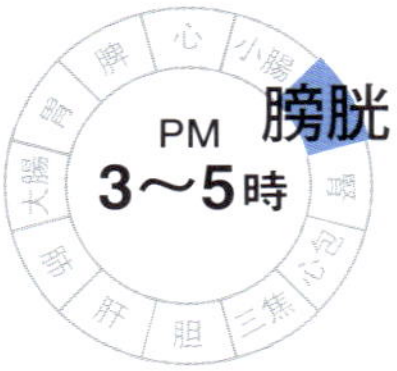

臓器としての膀胱は尿を蓄える働きをしていますが、同様に膀胱経は細胞や魂の「廃液」を排泄前に蓄える働きをしています。東洋医学において、膀胱は「感情の貯蔵庫」と言われており、膀胱経は水のバランスと魂における感情（気持ち）のバランスにかかわっています。

体内の水分は、その量が多すぎたり老廃物が蓄積したりする時に排泄されますが、膀胱は腎臓からの尿量に応じて拡張・収縮しているので常に満タンの状態となっています。そのため、水分の摂取を控えて排尿回数を抑えようとしても、かえって尿中の老廃物を蓄積させる結果となり、実際には尿意を抑えることができません。

きれいな水をたくさん飲んで尿量を増やすと膀胱の筋肉が広がり、膀胱は強化されます。さらに、尿が希釈されるためかえって尿意をおぼえる回数が減少するのです。

「水」は人生における感情と神秘を表す強力なシンボルであり、膀胱経の機能もまた魂の神秘的なバランスにかかわっています。私たちは時々、日常生活から神秘やあいまいさ、そして感情を「排泄」（排除）しようとします。しかし、ありのままの神秘をもっと受け入れ、感情が自然に流れるのを許す時、寛容性と柔軟性が増すのがわかるはずです。

なお、すべての経絡は副経絡を持っていますが、膀胱経は主経絡を二つ持つ唯一の経絡です。もっとも長い経絡であり、背骨に沿って二本の経絡が流れています。

◇「貯水タンク」から何を連想しますか？「水」や「潤滑液」は足りていますか？
◇集中しすぎてはいませんか？「伸び」をすることができますか？
◇刺激が強すぎるものは何ですか？「希釈」や「排泄」を必要としていませんか？
◇感情を流す必要がありませんか？それはどのような感情ですか？
◇神秘、あいまいさ、矛盾、不完全さを受け入れていますか？

腓骨筋《ひこつきん》

膀胱経／ぼうこうけい

◇「足のバランス」から何を連想しますか？
◇「足を踏み外して」はいませんか？ 「足元」に気をつける必要がありませんか？
◇落ち着いて自由に歩き回ることができますか？おそるおそる歩いてはいませんか？

足の小指を鼻に向けて反らす時に、足先からふくらはぎの外側にかけてこの筋肉群の収縮を感じることができます。

腓骨筋群は足と足首のバランス維持に関連しているため、この筋肉が弱くなると足をきちんと使うことができず、姿勢全体に悪影響をおよぼします。

膀胱経

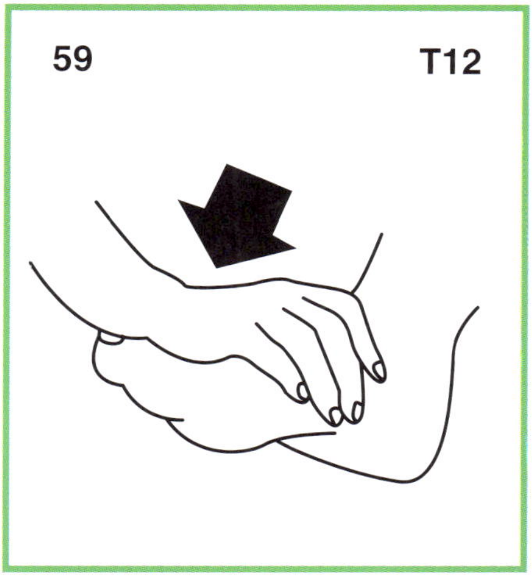

テスト

右足の指全体を横に向け、小指を頭に向かって反らし、術者は片手で被験者のかかとを支えて右足を安定させます。

術者は被験者の右足の甲側の外側面に圧をかけ、斜め下、正中線の方向へ押します。その間、被験者はかかとを支点にして足の外側面を引き上げようとします。

左足も同様にテストを行います。

脊柱起立筋《せきちゅうきりつきん》

膀胱経／ぼうこうけい

◇「直立」から何を連想しますか？
◇ささいな何かが原因で緊張していませんか？　あるいは「まっすぐ立つ」ことができなくなってはいませんか？
◇細部に注意を払いすぎてはいませんか？ あるいは細部を無視しすぎではありませんか？

頭を後方に持ち上げて脊椎全体を弓なりに反らす時に、脊椎の周りにたくさんある小さな筋肉群の収縮を感じることができます。

脊柱起立筋が強いと、うつ伏せの状態から弓なりに体全体を反らして胸全体を持ち上げることができます。この動作は背骨の椎間板が適切に栄養を取り入れる手助けをします。

この筋肉群は多数の小さな筋肉が協動して背中全体の直立を維持しており、弱っていると十九箇所の部位のどこかに痛みが出ることがあります。

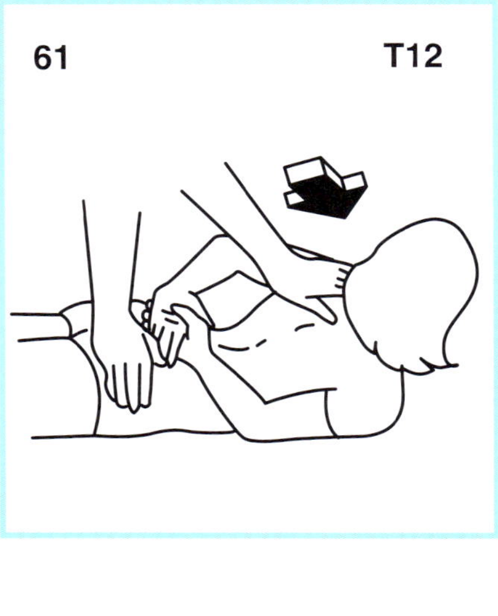

テスト

うつ伏せで左手を腰のくぼみに当て、持ち上げた左肩越しに後ろを見ます。

術者は被験者の左肩の後ろに、上から圧をかけて下に（床方向へ）押します。この時、術者は被験者の右腰を押さえて安定させます。

右側も同様にテストを行います。

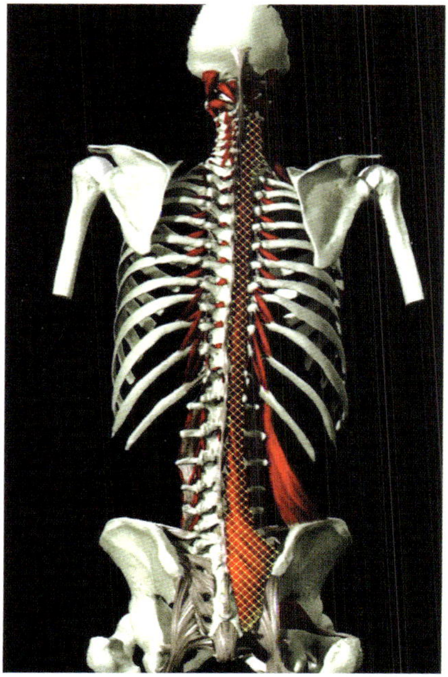

脊柱起立筋（右側）

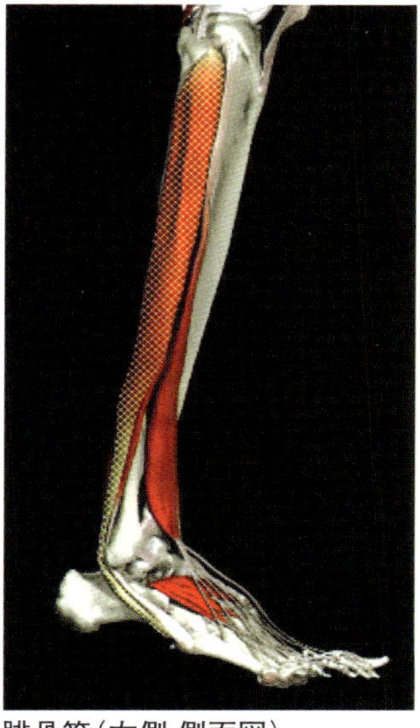

腓骨筋（右側 側面図）

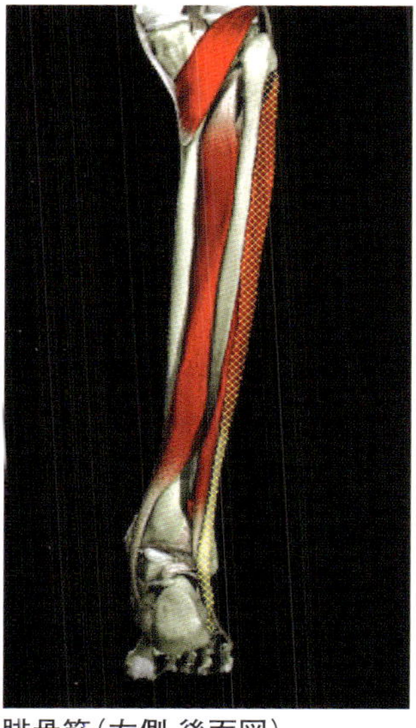

腓骨筋（右側 後面図）

脛骨筋《けいこつきん》

膀胱経／ぼうこうけい

脛骨筋の機能は足先を反らしたり外側に曲げたりすることです。足の土踏まずに問題がある時にこの筋肉が弱っていることがあります。また、この筋肉群は膀胱を空にすることや、男性の場合、射精時に前立腺液と精液を射出する尿道の機能と関係しています。

前脛骨筋《ぜんけいこつきん》

膀胱経／ぼうこうけい

◇「射精」から何を連想しますか？
◇ オーガズムを感じることについて何か問題がありませんか？
◇ 人生の「毒の部分」なのに手放すのが辛いものはありませんか？

膀胱経

足の親指を膝に向けて反らす時に、脛骨に沿ってこの筋肉の収縮を感じることができます。

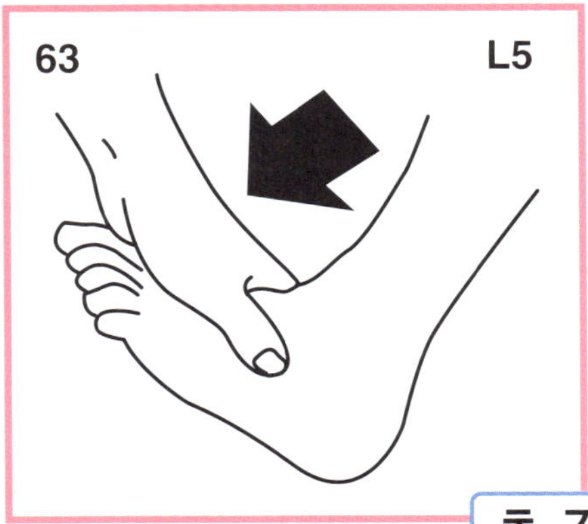

テスト

左足をまっすぐにしたままで、左足指と左足首を左膝に向けて反らします。術者は被験者の左足先に圧をかけて、足の指全体を押し下げます。

右足も同様にテストを行います。

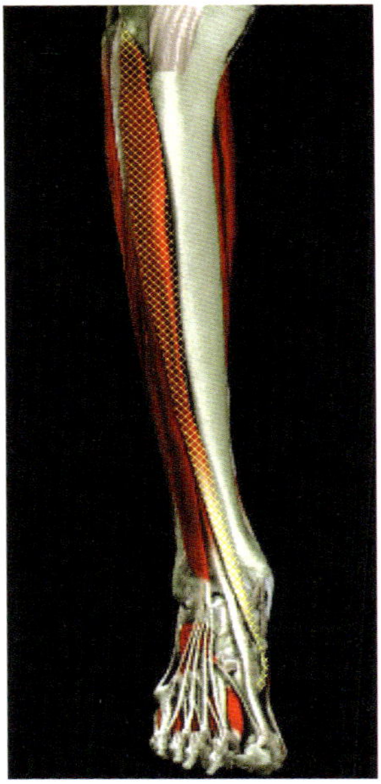

前脛骨筋（右側 前面図）

後脛骨筋《こうけいこつきん》

膀胱経／ぼうこうけい

◇「戦うか／逃げるか」から何を連想しますか？ 情熱を維持するために戦ったり逃げたりしてはいませんか？
◇バランスを崩していませんか？ 崩したバランスはすぐに回復しそうですか？
◇「蹴ったり蹴られたり」することがありませんか？
◇人生における「毒の部分」なのに手放すのが辛いものはありませんか？
◇オーガズムや絶頂を感じることができますか？

足首を伸展して足先を内側・下方へ向けた時、脛骨の後ろにあるこの筋肉の収縮を感じることができます。

この筋肉は三焦経や、「戦うか／逃げるか」のアドレナリンの機能、また「情熱」とも関わっています。

膀胱経

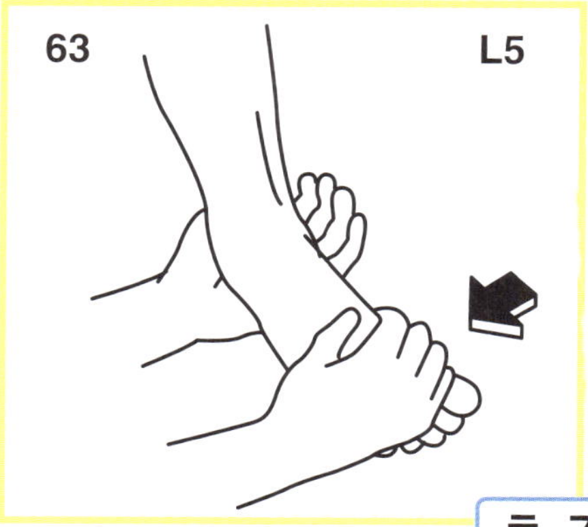

テスト

右足首を伸ばし、右足先を内側・下方に向けたまま保持します。術者は被験者のかかとを固定し、右母指球に圧をかけて外側・上方へ向く方向に押します。左足も同様にテストを行います。

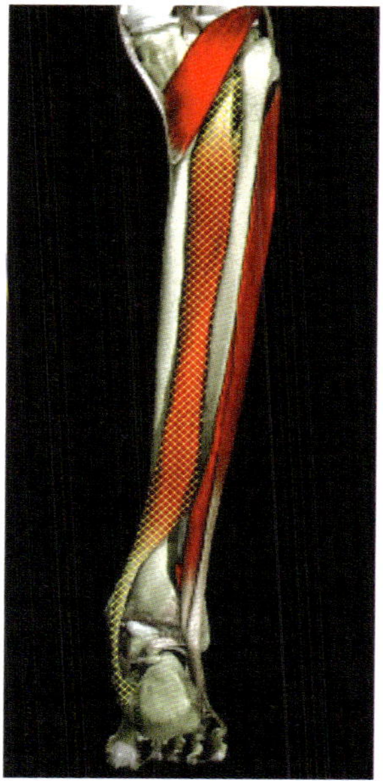
後脛骨筋（右側 後面図）

腎《じん》経《けい》

陰陽・五行　**水・陰**

日輪の法則　PM **5～7時**

腎経の栄養補給

大腰筋：ビタミンE、A、水

腸骨筋：クロレラ

僧帽筋（上部）：ビタミンA、B、カルシウム

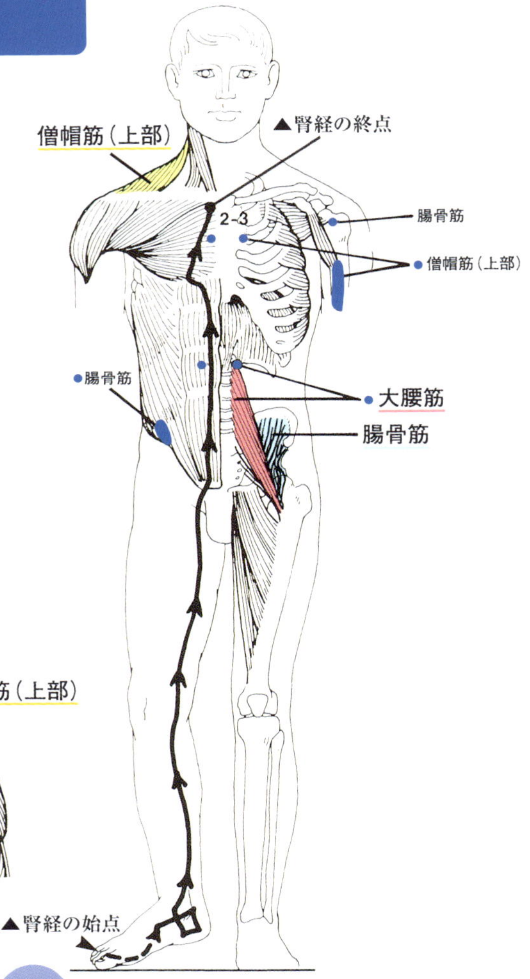

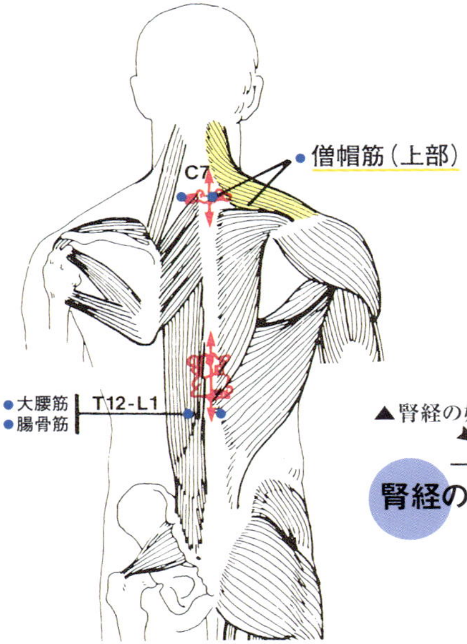

腎経の経絡

腎経の神経リンパポイント

腎経の筋反射テストと脊椎反射ポイント

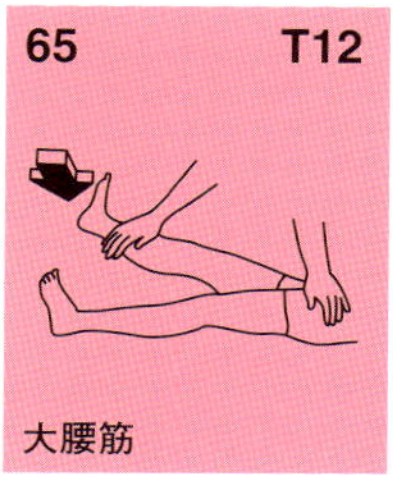

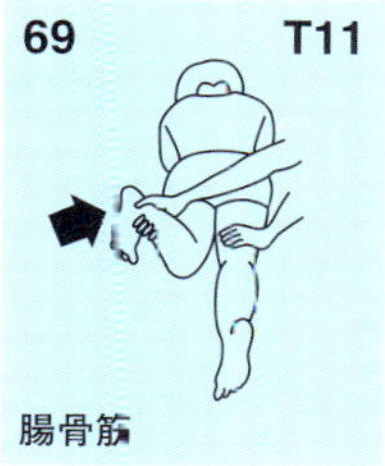

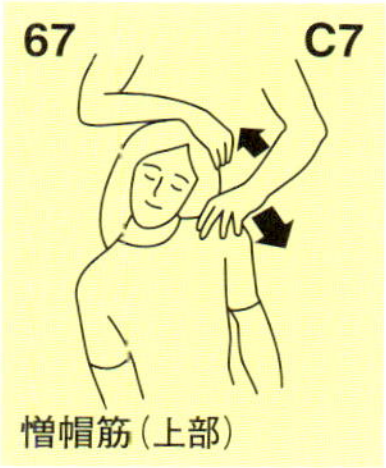

腎経の神経血管ポイント

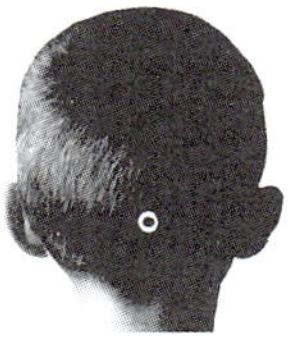

大腰筋

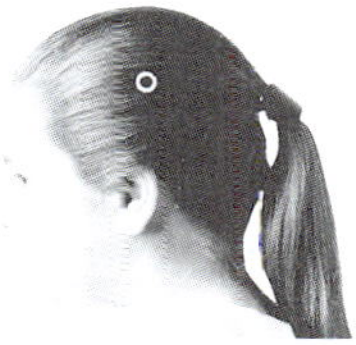

腸骨筋

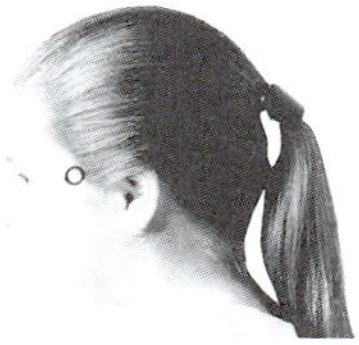

憎帽筋（上部）

腎経の活性化ポイント

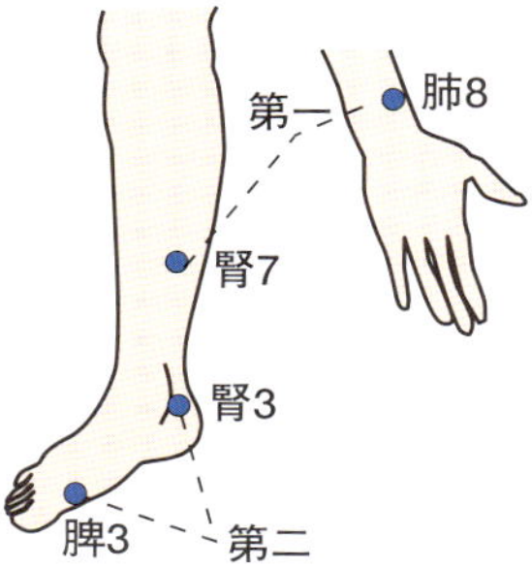

腎経の鎮静化ポイント

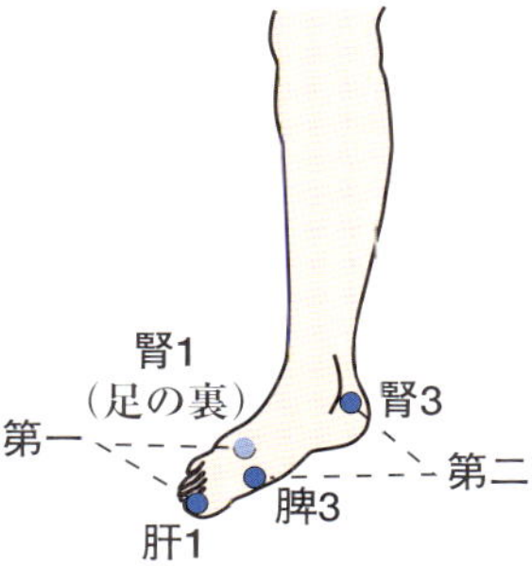

腎経

P95　大腰筋
P97　腸骨筋
P98　僧帽筋上部

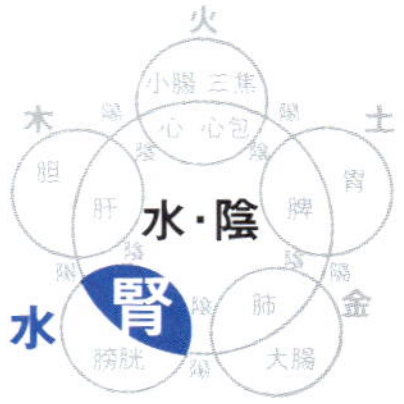

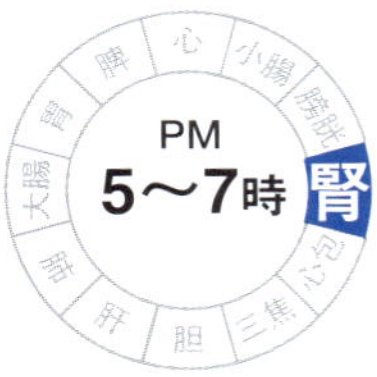

腎経は魂における気(エネルギー)の流れと全細胞の液体の量・構成内容・圧力をコントロールしており、成長、発達、再生産といった重要な機能を司っています。血液は最高圧の時に腎臓を通過し、老廃物はフィルターにかけられて排出され、栄養分は必要とされるところに運ばれます。

「水」は神秘・感情・精神のシンボルであり、腎経の機能は人生におけるそのようなシンボルのバランスにかかわっています。また、東洋医学では、腎経は生命力の貯蔵庫とされており、精神的な強さともかかわっています。

◇「生命力」から何を連想しますか?
◇何かにプレッシャーを感じていますか?
◇新鮮できれいな水を十分に飲んでいますか?
◇もっと成長するための十分な生命力を持っていますか? エネルギーを保持するのに精一杯で、ただ生き延びているだけですか?

大腰筋《だいようきん》

腎経／じんけい

◇「脚を上げる」から何を連想しますか？
◇「目標が実現すれば別の困ったことが生じる」ようなことがありませんか？
◇腰を落ち着けて注意を払う必要性がありませんか？
◇プレッシャーを感じていることがありませんか？
◇十分な量の水を飲んでいますか？ 心身の浄化に必要な何かをしていますか？

脚を斜め前方に上げ、そこから外側後方へ動かそうとする時に、すべての腰椎の内側面と鼠蹊部（脚の付け根）の内側との間にあるこの筋肉の収縮を感じることができます。

この筋肉の働きは「太ももを支点にして上体を屈曲させる」とも、「上体を支点にして太ももを屈曲させる」ともいえます。起始部と付着点が太ももと上体のどちらであるかは筋肉の使い方による･･･という謎めいたところがあるのです。また、この筋肉は座る時の動きや、横へ蹴ったり足を踏み出したりする時にも使われます。

大腰筋は、全身の個々の細胞レベルにおける体液の量や構成内容や圧力のバランスを維持している腎経の機能と特に深くかかわっています。

65　T12

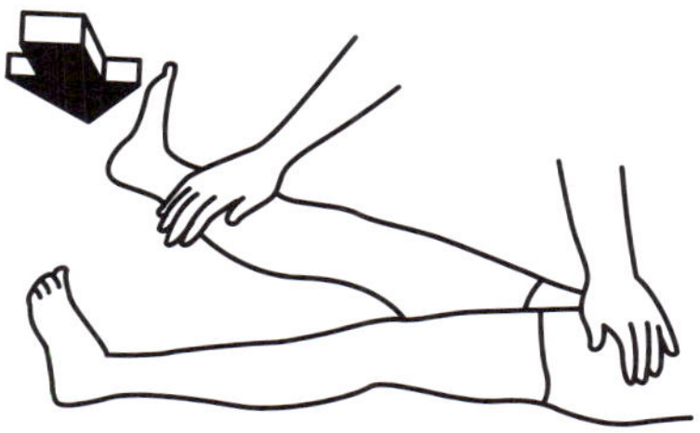

テスト

右脚をまっすぐにして斜め前方45度の角度で高く上げ、右足先は右斜め45度に向けます。術者は被験者の左腰を固定し、右足首の少し上に圧をかけて右脚全体を外側・後方へ押します。

左脚も同様にテストを行います。

【立位でのテスト】

壁や椅子に手をかけて体を安定させ、同様の方法で行います。

＊この筋肉と共に動く筋肉は大腿四頭筋です。テスト位置において、大腿四頭筋に痛みがあるか強く収縮していると感じられる場合、大腰筋が弱い証拠ととらえてください。

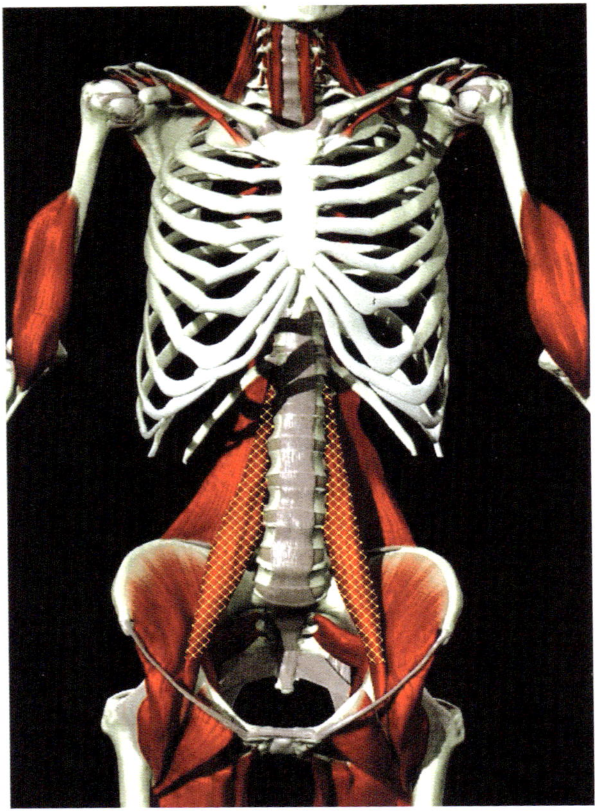

大腰筋

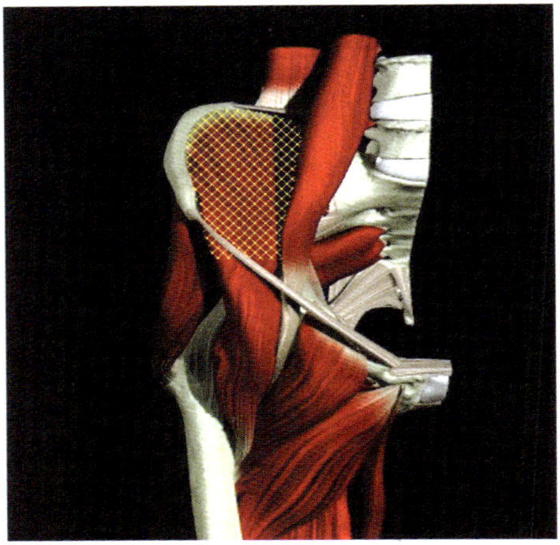

腸骨筋（左側 正面図）

腸骨筋《ちょうこつきん》

腎経／じんけい

◇「蹴る」から何を連想しますか？ 身近に「蹴るべきもの」はありませんか？
◇横から「蹴りを入れられている」と感じることがありませんか？
◇まだ役に立っているのに捨ててしまったものがありませんか？ 捨てるべきものにしがみついてはいませんか？ 捨て場所を間違ってはいませんか？
◇ささいなことが思いがけないほど多方面に影響していませんか？

膝を90度の角度で曲げて足先ができるだけ外側・後方に向くようにした時、大腿骨内側の付着点から骨盤内にかけてこの筋肉の収縮を感じることができます。

腸骨筋の筋反射テストの動きは横のものを蹴る動作です。これは小さい筋肉であるにもかかわらず大きな範囲の動きに影響を与えます。

この筋肉は盲腸の部位を介して、小腸から大腸へと栄養物や排泄物を送り出す機能と関連しており、その機能が弱っていると、体のあらゆるところにさまざまな症状が出てきます。

たとえば、不定愁訴があるような時、この筋肉が弱っていることは腎経と大腸経の間の微妙なエネルギーバランスの崩れを示していることがあります。そのようなバランスの崩れは全細胞にわたるものであり、排泄機能における気（エネルギー）のアンバランスと考えてもいいでしょう。

69 T11

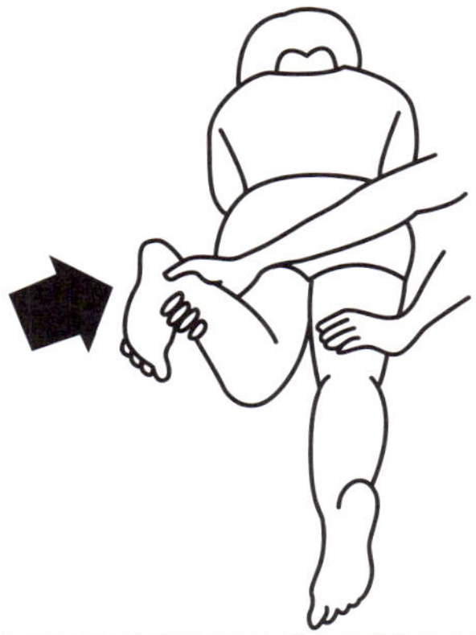

テスト

左膝を90度に曲げ、その膝を軸にして足先をできる外側に向けます。術者は左手で被験者の左膝を安定させ、右手で外くるぶしの少し上に圧をかけて足先が正中線へ向かう方向へ押します。

右脚も同様にテストを行います。

腎経

僧帽筋《そうぼうきん》（上部《じょうぶ》）

腎経／じんけい

◇「頭を傾ける」から何を連想しますか？ 頭を傾けるとどんな風に感じますか？
◇まっすぐ見る（正視する）のは簡単なことですか？
◇頭をまっすぐに立てるのは簡単なことですか？

鼻を正面に向けたまま頭を真横に傾けて耳につくように肩を持ち上げる時に、この筋肉の収縮を感じることができます。

僧帽筋（上部）は表層にあるにもかかわらずとても強い筋肉です。この筋肉はあごを横に傾け、肩甲骨を体に引きつける働きをしています。また、目や耳の症状にも関係しており、目や耳に問題がある時に注意深くテストを行うと、この筋肉が弱くなっていることが見つかる場合があります。

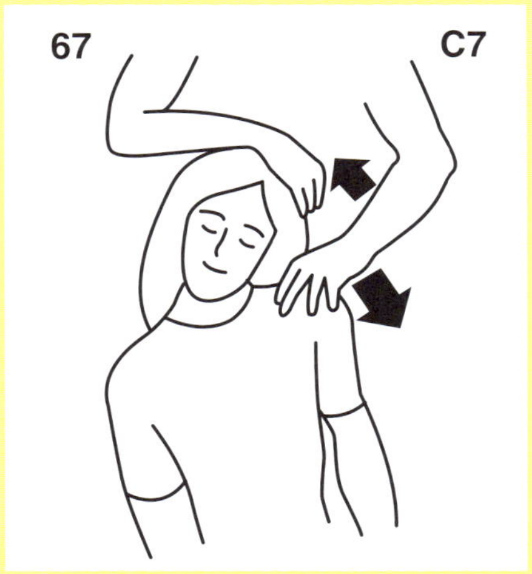

テスト

頭を左に傾け、左肩を持ち上げて耳に当てます。術者は被験者の左肩と頭部左側に手を置いて引き離すように圧をかけます。

右側も同様にテストを行います。

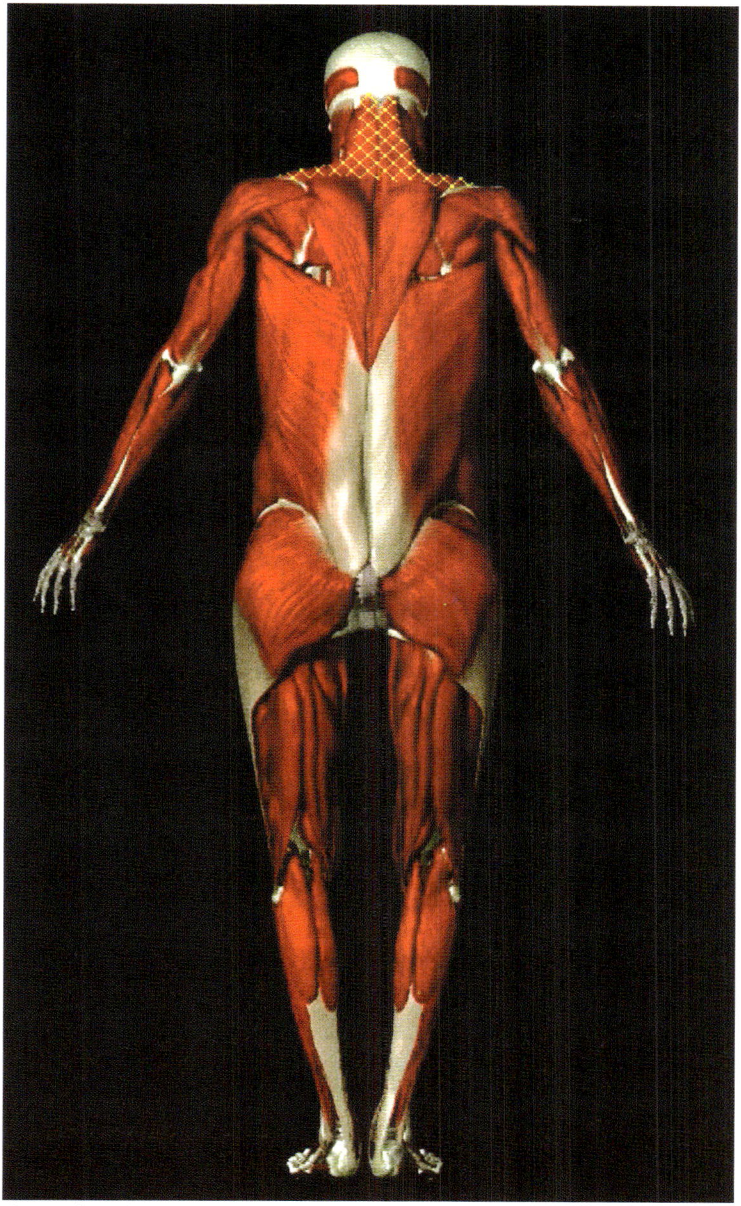

僧帽筋（上部）

心《しん》包《ぼう》経《けい》

陰陽・五行　**火・陰**
日輪の法則　PM **7～9時**

心包経の栄養補給

心包経の全筋肉：ビタミンE

心包経の経絡

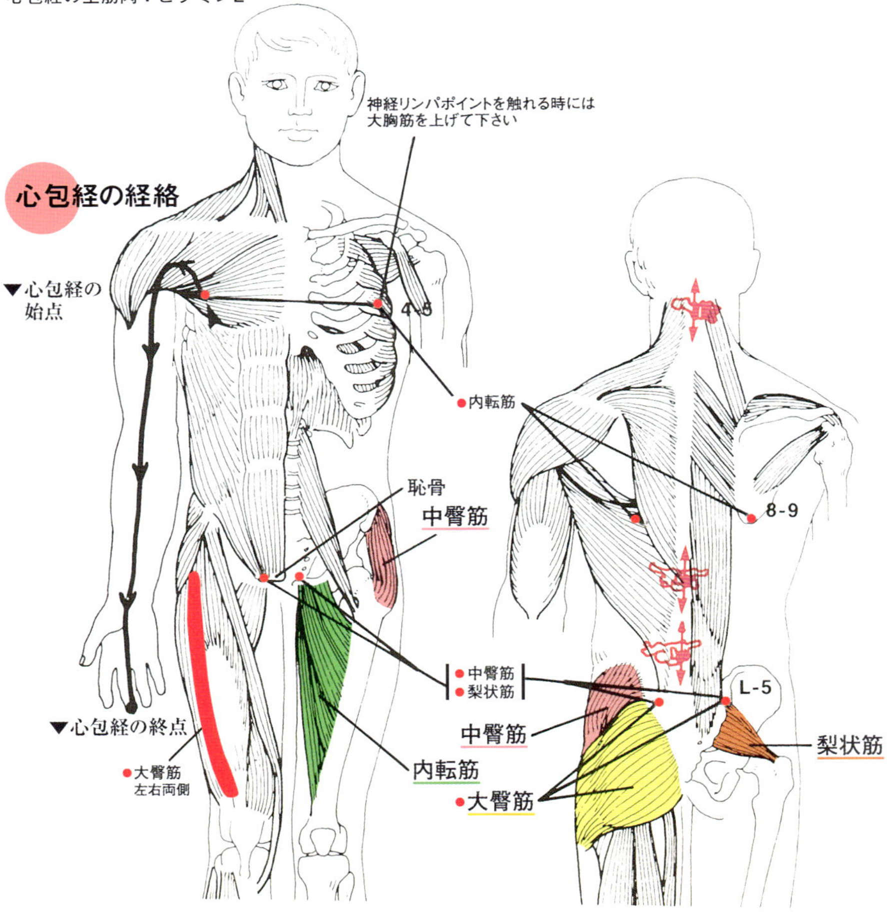

心包経の神経リンパポイント

心包経の筋反射テストと脊椎反射ポイント

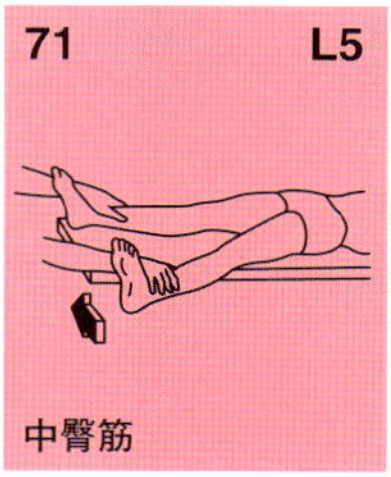

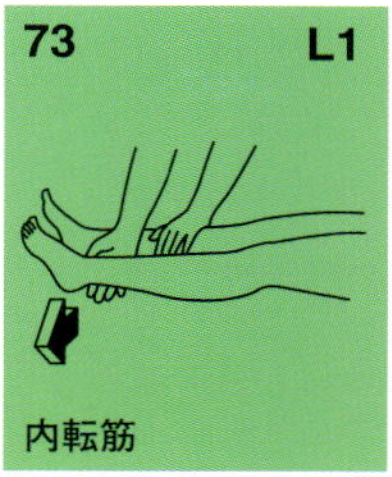

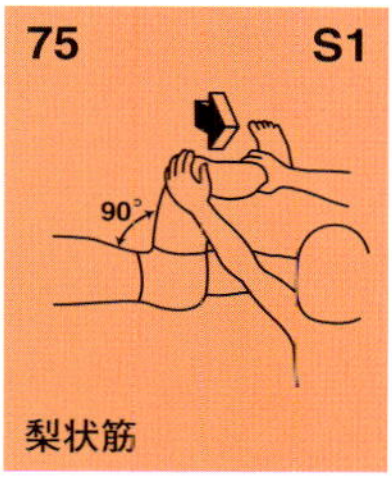

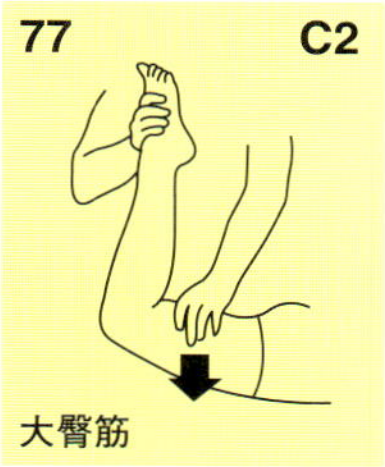

心包経の神経血管ポイント

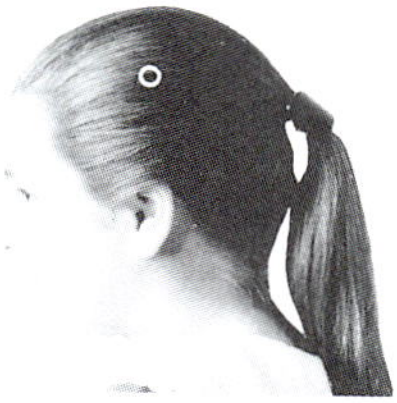

中臀筋
梨状筋

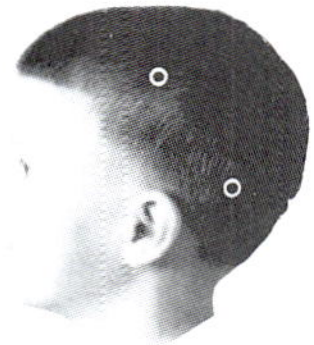

内転筋

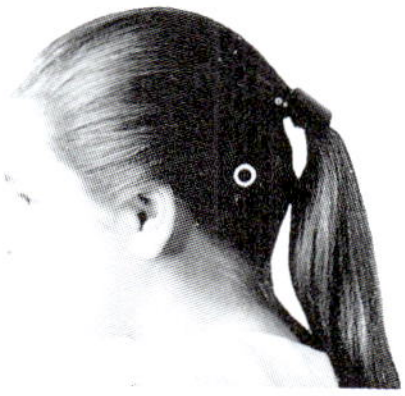

大臀筋

心包経の活性化ポイント

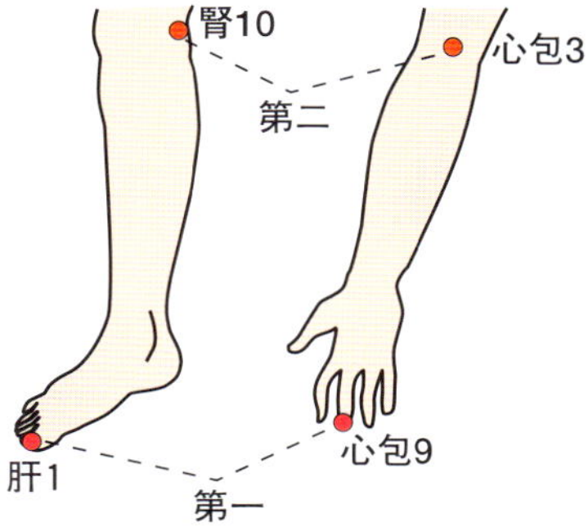

心包経の鎮静化ポイント

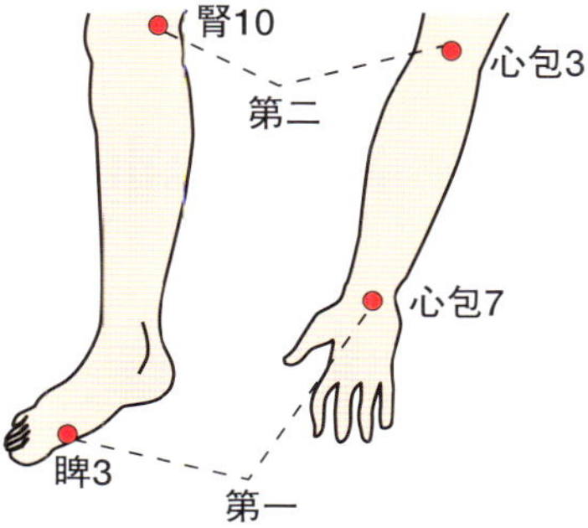

心包経

P103 中臀筋
P104 内転筋
P105 梨状筋
P106 大臀筋

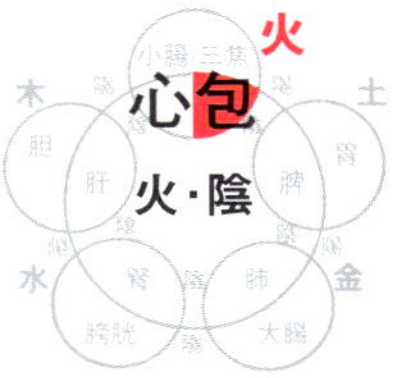

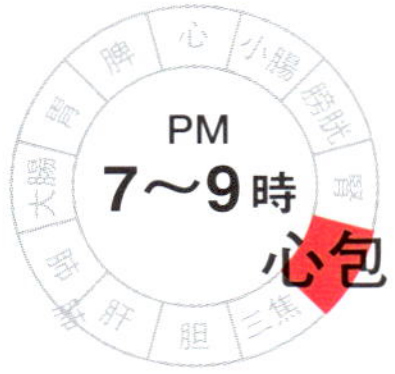

循環器系ならびに生殖器系を司る心包経の機能は、生殖ホルモンなどの化学伝達物質とも深くかかわっています。つまり、細胞増殖のための適切な体内環境や、生殖ホルモンのバランスと関係しているのです。

また、細胞増殖のための準備や新しい細胞への栄養とも関係しており、そこには、月経周期、卵巣や子宮の機能、前立腺と精巣の機能も含まれます。さらに、性愛の喜びや、遺伝的・文化的・個人的遺産を次世代へ橋渡しすることにも関係しています。

心包経は心臓と血管の筋肉機能にも関連しており、内外の環境の変化に応じて脈拍数を安定させる働きをしています。

◇「セックス」から何を連想しますか？
◇生殖やセックスのバランスが取れていると感じていますか？
◇あなたの「遺産」を家族や職場や仲間たちに受け継いでもらうために何を行っていますか？
◇血液、温かさ、栄養、性エネルギーが十分に循環していると感じていますか？

＊心包経は「火のメタファー」に属しているのでP60〜P65の記述も参考にしてください

中臀筋《ちゅうでんきん》

心包経／しんぽうけい

◇「ささいなこと」につまずいたり、ぶつかったりしていませんか？
◇開脚が簡単にできますか？
◇「ささいなこと」を大げさにとらえていませんか？
◇重大なことを「ささいなこと」と思いこんでいませんか？

小さなものにつまずかないように片足を地面から浮かせる時や片脚を横に上げる時に、骨盤の側部・後方にあるこの筋肉の収縮を感じることができます。

中臀筋は太ももを横に出し脚を回す時に使われます。この筋肉が左右どちらか弱い場合、同じ側の肩か腰が高くなり歩きにくくなる傾向があります。また、O脚となる場合もあります。

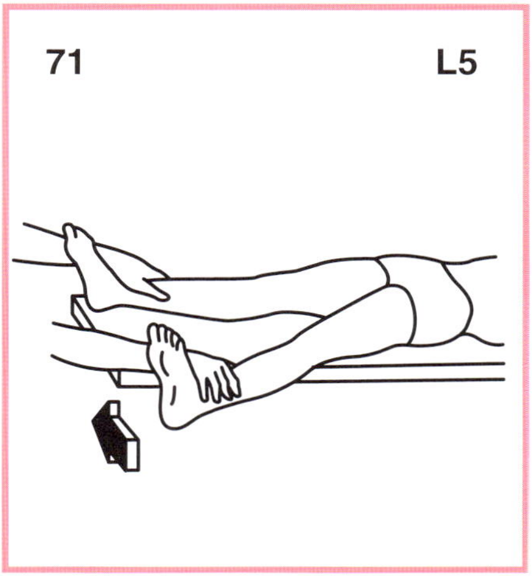

テスト

左脚をねじることなくまっすぐ横に出します。術者は被験者の右脚を安定させ、左足の外くるぶしに圧をかけて正中線に向かうように押します。立位の場合は、被験者は壁か椅子を持ってバランスを取ってください。

右脚も同様のテストを行います。

心包経

内転筋《ないてんきん》

心包経／しんぽうけい

◇「秘密」から何を連想しますか？ 個人的な「秘密」がありませんか？ そのいくつかを公開する必要はありませんか？ あるいはもっと多くのことを「秘密」にする必要はありませんか？
◇両足をつけるのが難しいですか？
◇セックスの話題に触れないようにしていませんか？
◇人生や目標を乗馬にたとえた時、その鞍にまたがるのは快適な感じですか？ それとも苦痛な感じですか？

左右の脚をぴったりとつけて押し合わせると、太もも内側にあるこの筋肉の収縮を感じることができます。

内転筋の働きは太ももを内側に保持したり、曲げたり、内転させたりすることです。この筋肉が弱くなると骨盤が下へ傾きます。また、この筋肉の強化は騎手にとっては不可欠です。鞍に座り続ける緊張から内転筋が弱くなることがありますし、カウボーイに多いO脚となる場合もあります。

心包経

73　L1

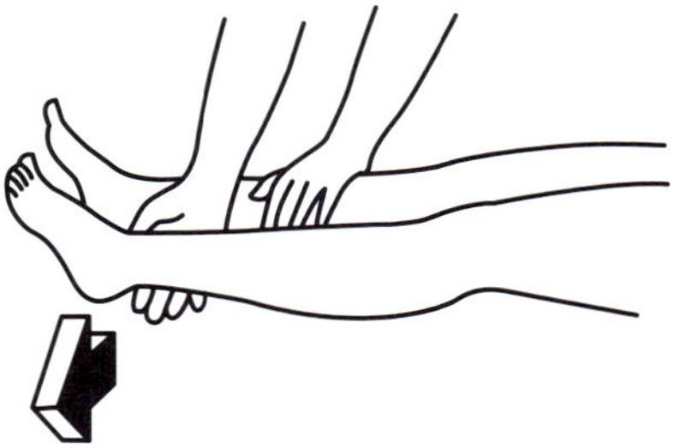

テスト

両脚をつけた状態にします。術者は片手で右脚を安定させ、被験者の左足首の内側に圧をかけて、左脚全体を真横に開く方向に押します。立位の場合は、被験者は壁か椅子に手をかけて体を安定させてください。

右脚も同様にテストを行います。

梨状筋《りじょうきん》

心包経／しんぽうけい

◇X脚ではありませんか？
◇自分は不器用だと思っていませんか？
◇神経を逆なでしたり痛みを引き起こすような問題がありませんか？

膝を90度に曲げて内旋させると、骨盤の内側深くにあるこの筋肉の収縮を感じることができます。

腰にあるこの筋肉は姿勢や仙骨の位置にとって非常に重要な筋肉であり、左右どちらかが弱い場合、仙骨がねじれてX脚になります。梨状筋は、人体で一番長くて大きな神経である坐骨神経に隣接しているため、この筋肉のバランスが崩れると、腰や太もも、ふくらはぎの痛みを引き起こすことがあります。座っていて脚を組むのが困難であれば、梨状筋が弱っている兆候といえるでしょう。

心包経

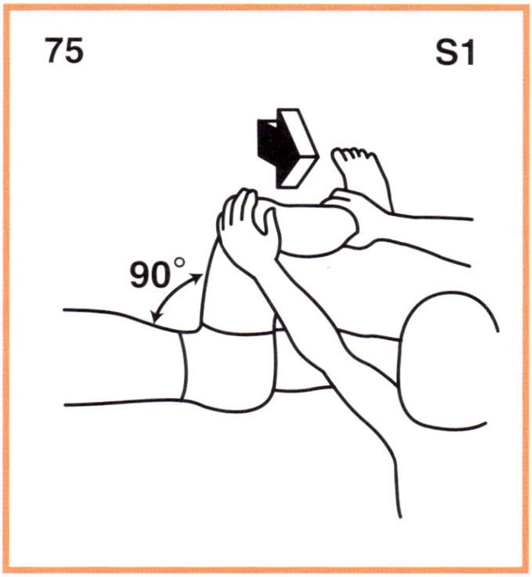

テスト

仰向けになり、右太ももと右膝をそれぞれ90度に曲げ、足先をできるだけ左側に向けます。この時、かかとは膝よりも高い位置にくるようにします。

術者は被験者の右膝を自分の左手で安定させ、自分の右手で被験者の右足の内くるぶしの少し上に圧をかけて外側方向に押します。

左脚も同様にテストを行います。

大臀筋《だいでんきん》

心包経／しんぽうけい

◇全体の安定性を維持するために「強い力」を十分に活用していますか?
◇繊細さが求められている時に「強い力」ばかりを使ってはいませんか?
◇「性のうずき」のために首が痛んではいませんか?
◇生存欲求や生殖欲求を満たす行為を抑圧する考え方をしてはいませんか?

太ももを体の後ろへ向けて反らすことで、この筋肉の収縮を感じることができます。この時、膝を90度に曲げることでハムストリングス筋を巻き込まないようにします。

大臀筋はもっとも強い筋肉なので、そのバランスが崩れると骨盤の安定を失い大きな影響を与えることがあります。それは、首の左右のずれや頭の位置のアンバランスと関連することもあります。テストの動作は背後にあるものを蹴るような動きです。

心包経

77　C2

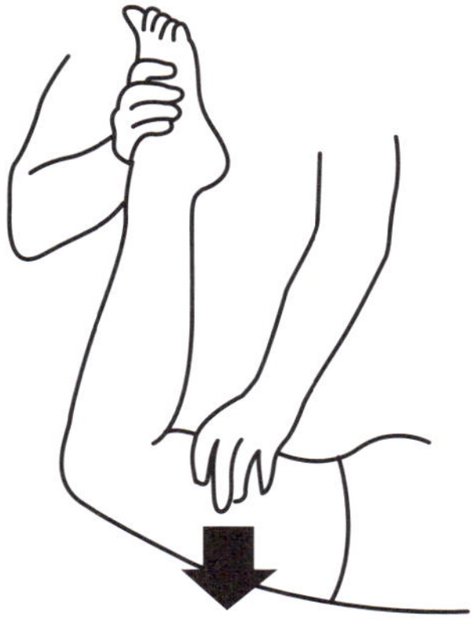

テスト

右膝を90度に曲げ、右太ももをできるだけ後ろに反らし、その位置で安定させます。術者は被験者の膝の後ろに圧をかけて、太ももを下方へ持ってくるように押します。

左脚も同様にテストを行います。

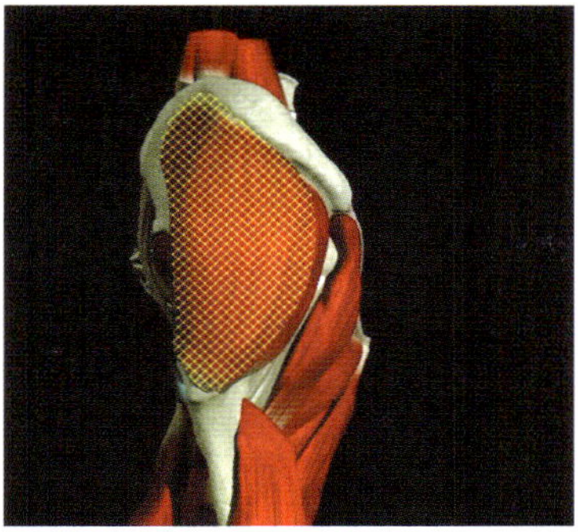
中臀筋（右側 側面図）

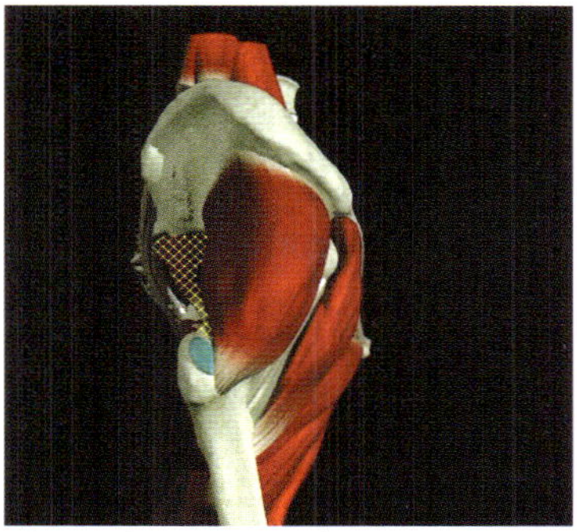
梨状筋（右側 側面図）

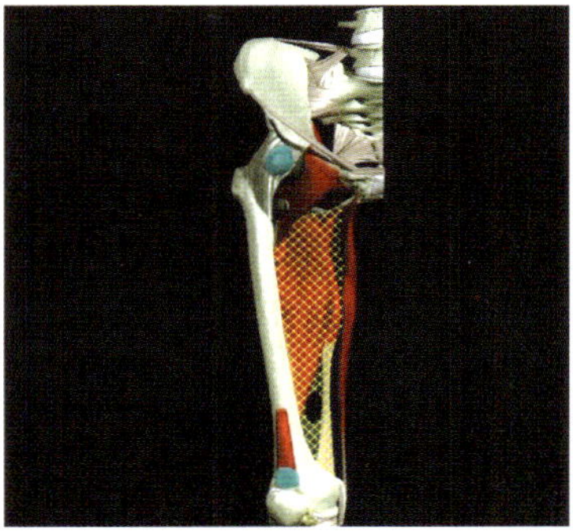
内転筋（右側 前面図）

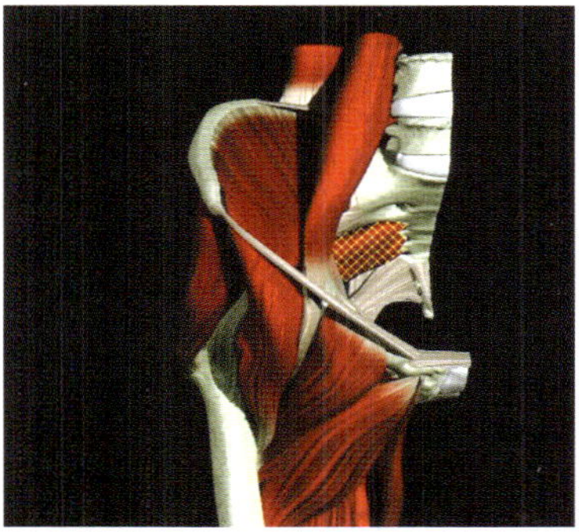
梨状筋（右側 正面図）

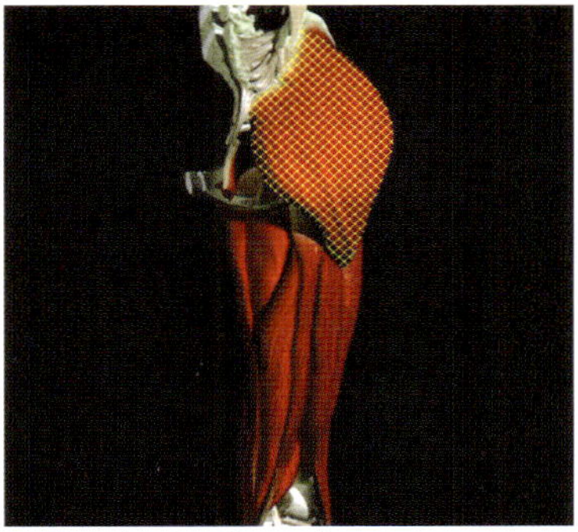
大臀筋（右側 後面図）

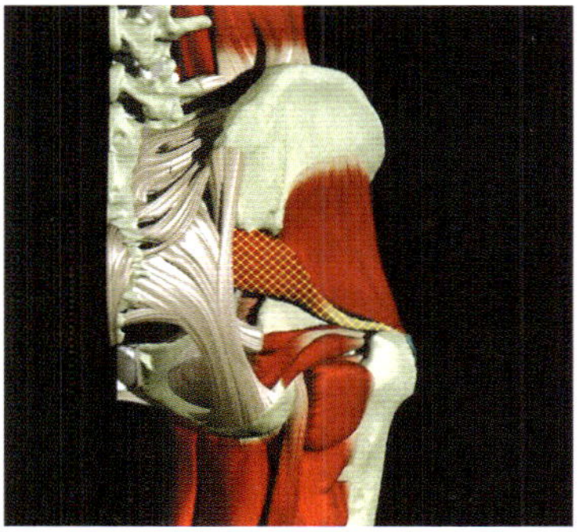
梨状筋（右側 後面図）

心包経

三《さん》焦《しょう》経《けい》

陰陽・五行　**火・陽**
日輪の法則　PM **9～11時**

三焦経の栄養補給

小円筋：ヨード
縫工筋、薄筋、腓腹筋、ひらめ筋：ビタミンC

三焦経の経絡

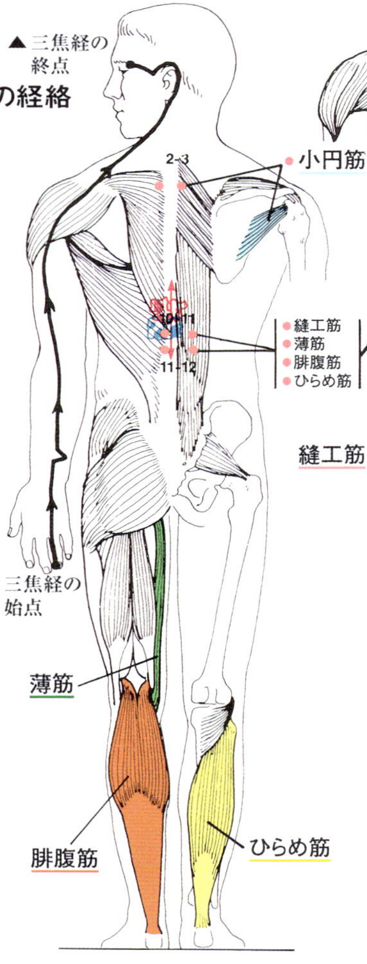

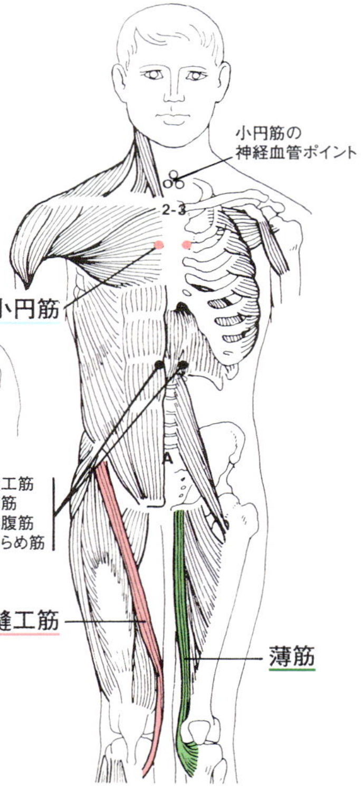

三焦経の神経リンパポイント

三焦経の筋反射テストと脊椎反射ポイント

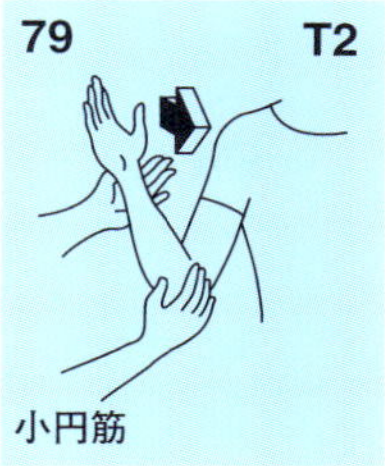

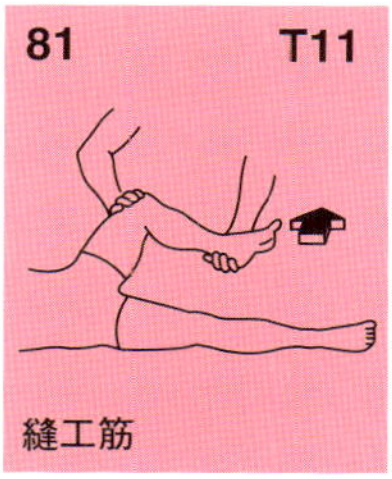

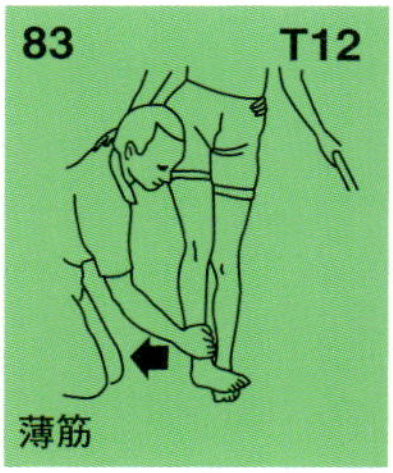

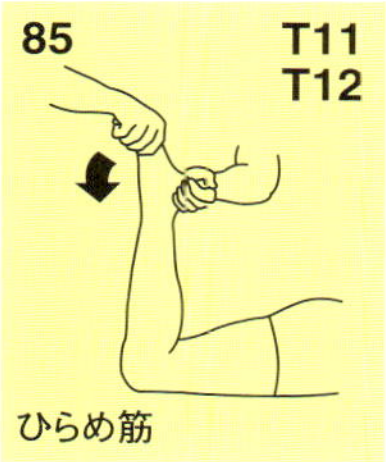

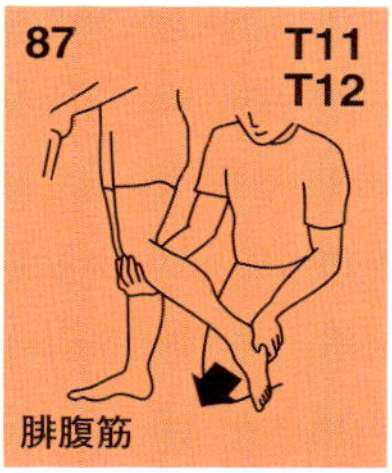

三焦経の神経血管ポイント

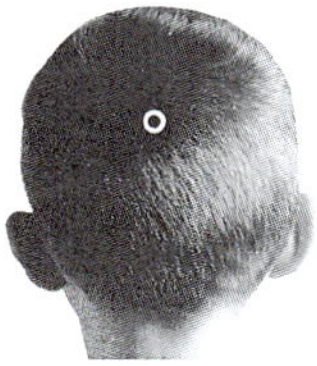

縫工筋
薄筋
ひらめ筋
腓腹筋

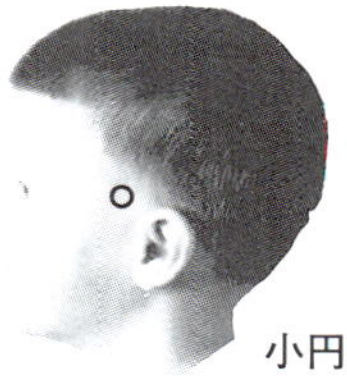

小円筋

三焦経の活性化ポイント

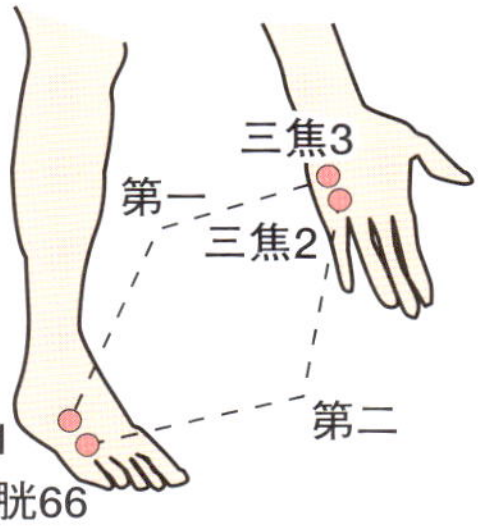

三焦経の鎮静化ポイント

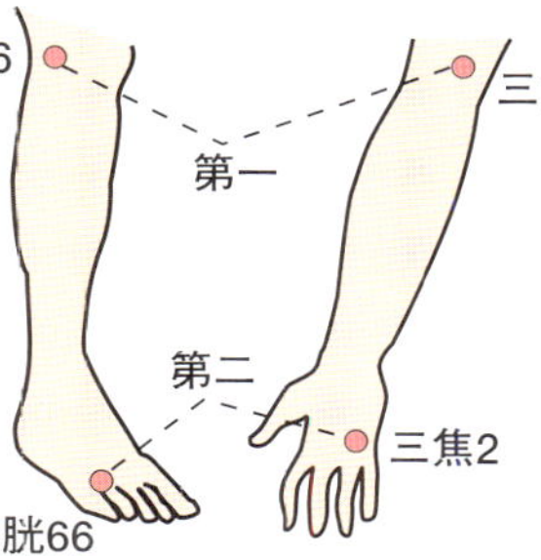

三焦経

三焦経

P111 小円筋
P112 縫工筋
P114 薄筋
P115 ひらめ筋
P116 腓腹筋

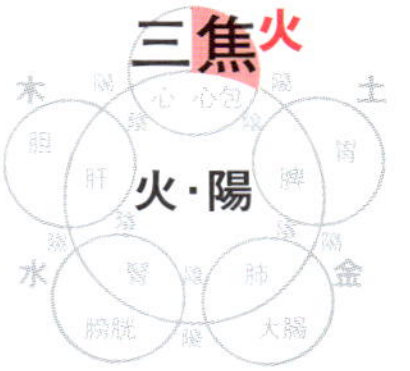

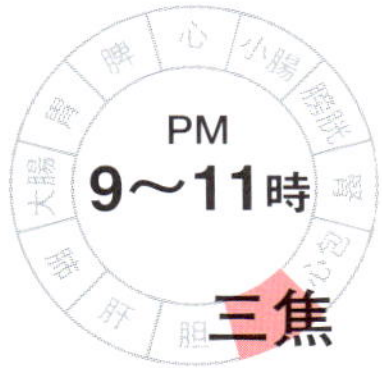

三焦経は少し不思議な経絡です。東洋医学においては臓器の機能を持つとされていますが、現実の臓器に対応しているわけではありません。「機能（役割）」だけがあり「形（実体）」は持たないと理解してください。あるいは、胸部・上腹部・下腹部と三分類した臓器グループの相互作用を通して機能する経絡と定義されています。

三焦経の機能は三種類の「熱」という形を取ります。すなわち、新陳代謝と体温の「熱」、「戦うか／逃げるか」という状況にともなう「熱」、そして生きる情熱の「熱」です。つまり、人の持つさまざまな情熱と内分泌腺間のさまざまな相互作用と関連しているのです。

危機の瞬間における「戦うか／逃げるか」という状況、負傷や病気や不調からの回復、およびストレス全般において、副腎は他の内分泌腺と協力して機能しています。この経絡に対応する四つの筋肉には、走ったり、逃げたり、爪先立ちするなどの機能があり、すべて「戦うか／逃げるか」、及び情熱に不可欠な筋肉であるといえます。

脳下垂体は、生きる情熱・生殖行為・性愛の喜び、生と死、命をかけるに値する目的などにかかわる機能を持つ他の分泌腺と協調して機能するのです。

◇「熱」から何を連想しますか？体や心を熱くさせているのは何ですか？
◇何から逃げていますか？何と戦っていますか？　「戦うか／逃げるか」しかない人生になっていませんか？
◇何に対して苦しんでいますか？　苦しみながら一生を終えるつもりですか？
◇何のためなら死ねますか？
◇目標への情熱を燃やしていますか？

＊三焦経は「火のメタファー」に属しているのでP60〜P65の記述も参考にしてください。

小円筋《しょうえんきん》

三焦経／さんしょうけい

◇「オープン」から何を連想しますか？もっとオープンになるべきではないですか？
あるいはオープンになりすぎてはいませんか？
◇何かを受け取るために「両手を開く」べきではないですか？
◇何かを多く取りすぎてはいませんか？
◇人生に栄養となるものを吸収したり活用したりするのが苦手ですか？
◇太りすぎていると感じていませんか？あるいはやせすぎていると感じていませんか？

肩甲骨の下端と腕の最上部（上腕骨頭の裏側）の間にある、この小さな筋肉を感じてください。約90度の角度で肘を曲げ、開いた手を肩の高さまで上げて、親指は肩へ向け、そして前腕をなるべく外に向けた時に感じることができます。

この肩の筋肉には腕を回転させる働きがあり、手首や肘の問題と関連している場合があります。この筋肉の片方だけが弱いと、腕を自然に横に垂らした時に、両腕の回旋の度合いが違ってきます。なお、その筋反射テストの動きは腕を開いたり、物を集めたりする時の動きとなります。

この筋肉は三焦経の三種類の「熱」、特に甲状腺と関連する新陳代謝の「熱」と関連しています。甲状腺の機能は、体温や脂肪分の調整時だけでなく、組織の損傷と増殖時の新陳代謝のバランスと関連しています。

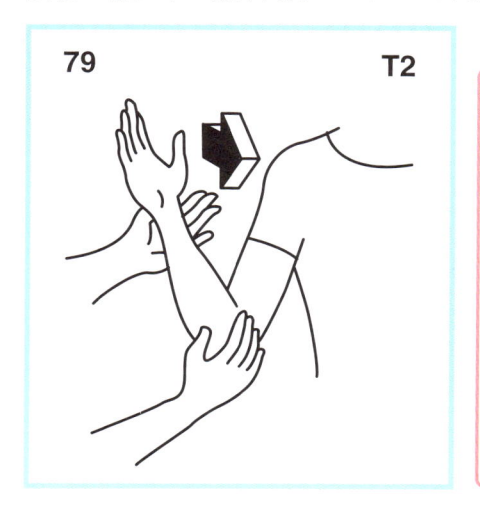

79

T2

テスト

右肘を約90度に曲げて、握りこぶしの大きさ分だけ体の横にその肘を構えます。右手は右肩の高さまで上げて、その親指は右肩に向くようにしてください。できる限り右前腕を外に曲げます。術者は被験者の右肘の内側を支えて安定させます。

術者は被験者の右前腕の甲側に圧をかけて、その前腕が胸を横切る方向に押します。

左腕も同様にテストを行います。

縫工筋《ほうこうきん》

三焦経／さんしょうけい

◇「愛欲」から何を連想しますか？
◇仕事や人生において、創造や子作りに向かって挑戦する強さや情熱を持っていますか？目的地まで走りつづける、あるいは最大限の努力を注ぎ続ける強さや情熱を持っていますか？
◇体や心を熱くさせているのは何ですか？

縫工筋は骨盤側面の上端から太ももを横切り、膝の真下の脛骨の内側部分へ達する長い筋肉です。足先を逆側の膝に乗せて、その乗せた側の膝をできるだけ下に下げた時に、この筋肉の収縮を感じることができます。

脚と太ももを曲げ、太ももを横に倒したり、骨盤を曲げて臀部をひねったりするのに役立つ筋肉です。「縫工筋」という呼び名は「裁縫作業にたずさわる職工が使う筋肉」という意味で名付けられており、足先を逆側の膝に乗せて裁縫作業に使うスペースを作るところからきています。

この筋肉は三焦経の三種類の「熱」、特に「戦うか／逃げるか」にまつわるホルモンの「熱」や、脳下垂体が司る愛欲と関係しています。脳下垂体は、生きる情熱・生殖行為・性愛の喜び、生と死、命をかけるに値する目的などにかかわる機能を持つ他の分泌腺と協調して機能するのです。

三焦経

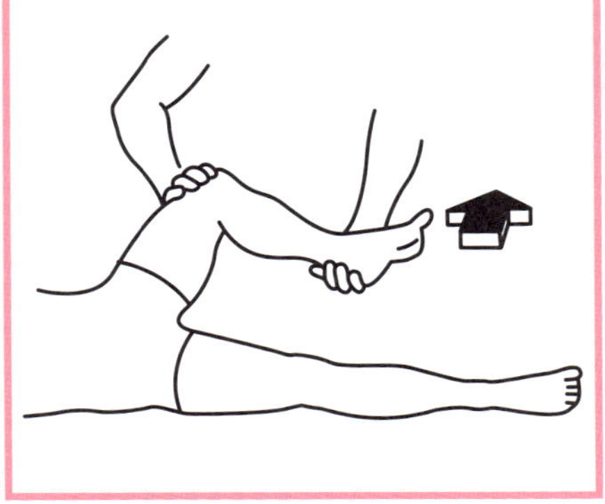

テスト

左膝を少し曲げて外側に倒し、その足先を右膝の少し下に乗せます。術者は左足のくるぶしと膝頭に圧をかけ、左足先を下へ、左脚を伸ばす方向に押します。

右脚も同様のテストを行います。

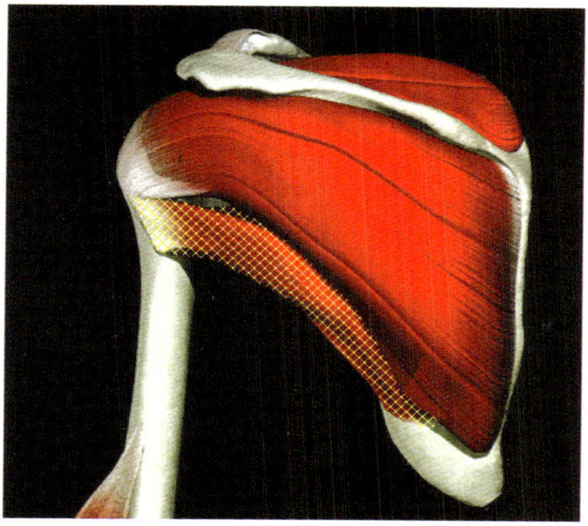

小円筋（左側 後面図）

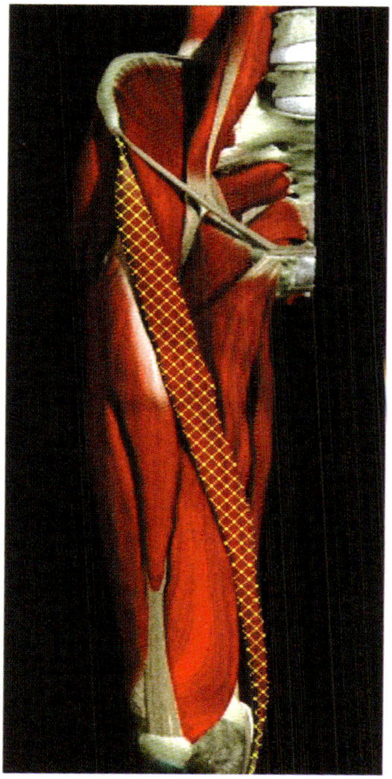

縫工筋（右側 正面図）

三焦経

薄筋《はくきん》

三焦経／さんしょうけい

◇新しいことに情熱を燃やすことが苦手ではないですか？
◇自分の熱い思いを表現するのは恥ずかしいことですか？
◇自制心を失って激情を噴出させることがありませんか？
◇何に対して体や心を熱くしていますか？

右足先を曲げて左足先の上に置き、左右の太ももを押しつけた時に、恥骨から右太ももの内側・下方、そして右膝の下にかけて、この筋肉の収縮を感じることができます。

内ももの筋肉は膝を曲げる時に、縫工筋やハムストリングス筋と連動して機能しています。この筋肉が弱いと、膝を曲げる時に骨盤をねじるようになり、X脚の一因となります。

この筋肉は三焦経の三種類の「熱」、特に脳下垂体と関連した生きる情熱の「熱」と関連しています。脳下垂体は、生きる情熱・生殖行為・性愛の喜び、生と死、命をかけるに値する目的などにかかわる機能を持つ他の分泌腺と協調して機能するのです。

三焦経

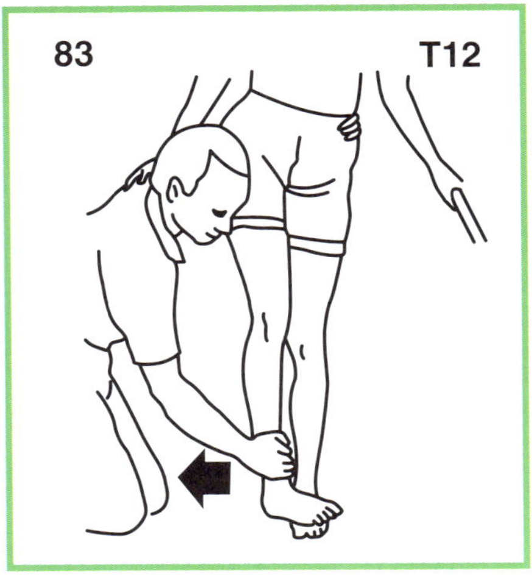

テスト

右脚全体を内旋させてください。術者は被験者の膝から下の部分の内側へ圧をかけ、右脚全体を外側へ向けて押します。

左脚も同様にテストを行います。

ひらめ筋

三焦経／さんしょうけい

◇「戦うか／逃げるか」の判断が難しいと思っていませんか？
◇危機的状況ではないのに過剰に攻撃的だったり、恐怖におののいていたりしませんか？
◇危機的状況への的確な対処を怠ってはいませんか？
◇人生とは終わりのない危機の連続だと思っていませんか？

膝を約90度に曲げたまま、足を底屈位置に（足先をピンと伸ばす方向に）押す時に、ふくらはぎの深部にあるこの筋肉の収縮を感じることができます。

●　●　●

ヒラメ筋は腓腹筋や足底筋と協働して機能しており、アキレス腱や下腿三頭筋と共に膝の上部に付着しています。この筋肉の働きは足先とふくらはぎを曲げ、足先を安定させることであり、弱い場合、前傾姿勢を引き起こすことがあります。
この筋肉は三焦経の三種類の「熱」、特に「戦うか／逃げるか」と関係する副腎ホルモンの「熱」と関連しています。副腎は、特に危機に際して「戦うか／逃げるか」やケガ、病気、不調、ストレス全般からの回復時に他の内分泌腺と協調して機能しています。

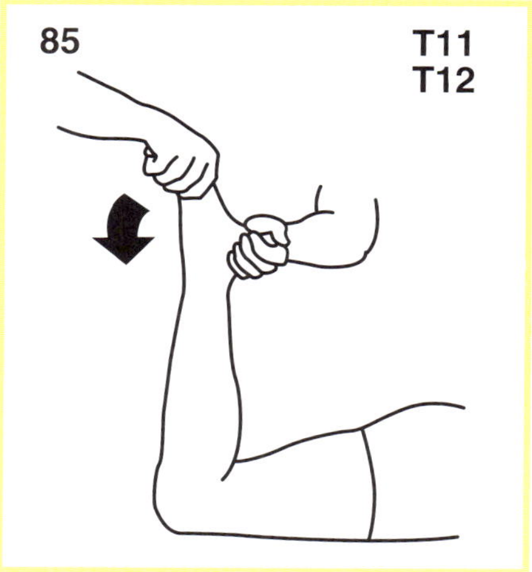

テスト

右膝を90度の角度に曲げ、つま先を尖らせるように右足首を伸ばします。術者は被験者の右のかかとと足の裏に圧をかけ、その膝から下を元の位置に伸ばすように押します。
左脚も同様にテストを行います。
【別のテスト法】
右膝を90度の角度で曲げ、右のつま先を尖らせて、術者は片方の手で被験者の右膝を固定します。術者は右のかかとに圧をかけてその膝から下を伸ばそうとします。
左脚も同様にテストを行います。

三焦経

腓腹筋《ひふくきん》

三焦経／さんしょうけい

◇何に向かって走っていますか？　何かから逃げるために走っていますか？
◇「戦うか／逃げるか」の判断が難しいと思っていませんか？
◇危機的状況ではないのに過剰に攻撃的だったり、恐怖におののいていたりしませんか？
◇危機的状況への的確な対処を怠っていませんか？
◇人生とは終わりのない危機の連続だと思っていませんか？

膝を少し曲げてつま先を伸ばした時に、膝の後ろに始まりかかとへ付着する、ふくらはぎ表面の筋肉の収縮を感じることができます。また、つま先で地面や物を押している時にもこの筋肉の強い収縮を感じることができます。

この筋肉はヒラメ筋や足底筋と協働しており、アキレス腱や下腿三頭筋と共に膝の上部に付着しています。この筋肉の機能は足先とふくらはぎを曲げ、足先を安定させることにあり、弱い場合、膝の過伸展を引き起こして、つま先で立てなくなったり、膝を曲げることが難しくなったりします。

この筋肉は三焦経の三種類の「熱」、特に「戦うか／逃げるか」に関係する副腎ホルモンの「熱」と関連しています。副腎は、特に危機に際して「戦うか／逃げるか」やケガ、病気、不調、ストレス全般からの回復時に他の内分泌腺と協調して機能しています。

三焦経

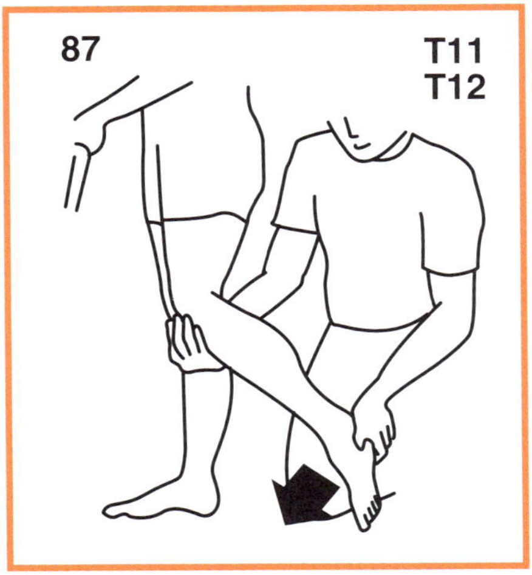

テスト

左膝を少し曲げて、足先をピンと伸ばします。術者は、右手で、被験者の左膝を安定させます。

術者は被験者の脚が伸びる方向にかかとを押します。

右脚も同様にテストを行います。

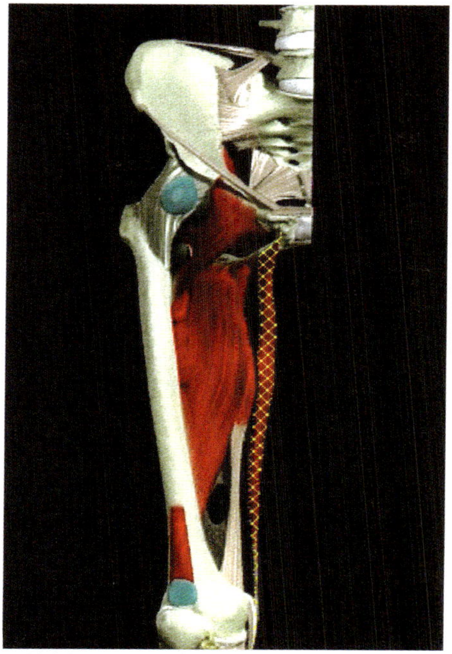

薄筋（右側 前面図）

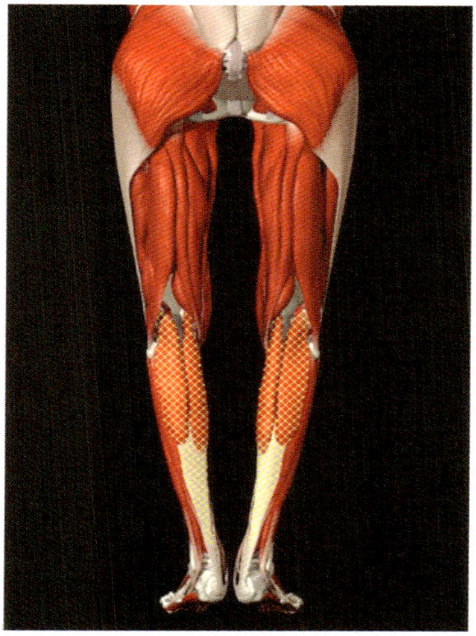

腓腹筋

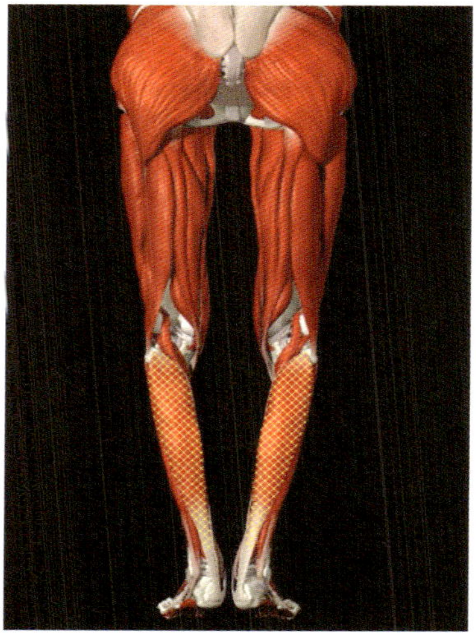

ひらめ筋

Wood Element Metaphors

木のメタファー

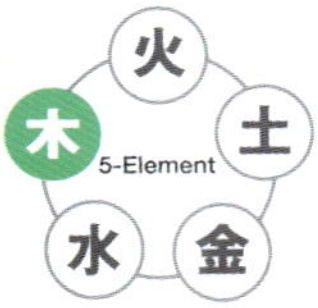

「木」のメタファーイメージは、成長する緑の植物です。

「木」の相生関係──【水→木→火】

「水」から「木」は生じ、「水」によって栄養を与えられます。これは木の根に栄養を与える水や、海の水の中で最初の生命が誕生したことから想像がつくでしょう。また、「木」は「火」に燃料を提供してその火勢を増す働きがあります。

「木」の相剋関係──【金→木→土】

金属の道具で木を切ったり、伐採したり、形状を変えることで「金」は「木」をコントロールしています。また、「木」は「土」に根を張ることで「土」をその場にとどめ、コントロールしています。

◇「木」から何を連想しますか？「木」や緑の植物は人生や目標にとってどんな意味を持ちますか？
◇成長や目標達成のために十分な根を張っていますか？
◇情熱を支えるだけの十分な「燃料」を持っていますか？
◇何かを成就するために、「成長する自由」を自分自身に許す必要がありませんか？

「木」の色──緑

新緑の緑や何か新しい誕生をイメージするといいでしょう。

◇「緑」から何を連想しますか？ それは人生や目標にとってどんな意味を持ちますか？
◇人生において新たな成長要素が十分にありますか？
◇新しいアイデアやプロジェクトが豊富にありますか？

「木」の季節――春

春は、死や休眠を意味する冬の後にやってくる再誕生の季節であり、冬眠から抜け出して新しい始まりを探す季節です。種を植え、新しいアイデアを育てる時期でもあります。

◇「春」から何を連想しますか？　それは人生においてどんな意味を持ちますか？
◇人生において生まれ変わるべきもの、蘇生すべきもの、更新させるべきものは何ですか？
◇大きな収穫を将来手にするために、今、どのような種を植えるべきですか？

「木」の気象――風

風は神秘であり未知を象徴しています。風はどこから来るのか、そしていつ来るのか誰にも分かりません。風は新鮮な気分をもたらし、新たな努力をサポートしてくれますが、時には荒々しい破壊力で我々を吹き飛ばして混沌に陥れます。また、風は優美さや身に余る好意を象徴することもあります。しかし、身に覚えのないのにするケガや誰が悪いわけでもないのにするケガを意味することもあります。

◇「風」から何を連想しますか？ それは人生にとってどんな意味を持ちますか？
◇新鮮な一陣の風、「春一番」を必要としていませんか？
◇不確かさや変化によって吹き飛ばされそうになっていませんか？

「木」の匂い――腐った油や脂肪の臭み

残り油、食べ残し、冷蔵庫の食物が腐ってしまった状態を想像してください。その匂いは、感情そのものや感情を抑制するホルモンと関係している場合があります。また、体の動きをスムーズにする脂肪や油分、運動不足や血液循環の悪化からくる体のだるさや体臭と関連していることもあります。

◇「腐った油」「体臭」から何を連想しますか？ その匂いは人生にとってどんな意味を持ちますか？
◇昔は役に立ったけれど今となっては臭くて仕方がない「手放すべきもの」は何ですか？
◇自分の体や心が淀んでいると感じていませんか？
◇どのようにすれば物事をスムーズに運ぶことができますか？

「木」の味覚――すっぱさ

すっぱい味は腐った牛乳など、本来おいしいはずものが悪くなってしまった時の味を連想させますが、レモネードのようにすっぱさがバランスよく薄められているとおいしく味わうことができます。

すっぱさは、態度の悪さ、不機嫌さ、気難しさを連想させる場合があります。今、新しい何かのために、古い物を捨てるべき時かもしれません。あるいは、ポジティブな結果を得るために動機や態度を変えるべき時かもしれません。

◇「すっぱい」から何を連想しますか? それは人生や目標においてどんな意味を持ちますか?
◇昔は良かったけれど今は「腐って」しまったものがありせんか?
◇すっぱいレモンをレモネード(適度な濃度)に変える必要がありませんか?

「木」の感情――怒り

多くの場合、怒りは悲しみや恐怖など怒り以外の感情を隠しています。私たちは古い傷を守るため、あるいは危険にさらされる恐怖への反応として怒りを爆発させることがあるのです。また、肉体的・感情的な攻撃や侮辱に対しても私たちは怒ります。

もし、そのような「条件反射的な怒りのパターン」に気付くことができれば、悲しみや恐怖について正しく認識したり、真に怒りを向けるべき対象や、より適切な行動を取ることについて考えたりする手助けとなります。怒りの源に気付き、適切な行動や変化や成長へ情熱を向ける時、その怒りは喜びに変わりうるのです。

◇「怒り」から何を連想しますか? それは人生や目標にとってどんな意味を持ちますか?
◇自分や他人に怒っていませんか? その怒りは適切な人や物事に向けられていますか?
◇成長や目標のために激しい怒りや情熱を目覚めさせるべきではありませんか?

木

「木」の音声——叫び声

叫び声は特に怒りと関連していますが、それ以外の強い感情を表現する時にも使われています。私たちは、喜びや楽しみ、同情、深い悲しみ、恐怖、畏敬の念を叫び声で表現するのです。

また、叫び声は感情やメッセージ、話の内容に応じて大きな声で表現することにも関連しています。それは、喜びや決断の宣言かもしれないし、ショックや驚きの大声、危険の警告、あるいは恐怖の金切り声かもしれません。または、激励・賞賛・祝福のエールでしょうか。

もし、このような声の表現が抑制されたり、違う形での表現を強いられたりすると、私たちの気（エネルギー）は乱れます。そのため、叫び声は我々に強い力を与えると同時に、深い解放ともなりえるのです。しかし、叫ぶことが習慣になっている場合には、動機や状況に応じた叫び声であるのかを見直すべきでしょう。

◇「叫び声」から何を連想しますか？ それは人生においてどんな意味を持っていますか？

◇自分の気持ちや考えを声に出して表現できますか？大ぼらを吹いて、うぬぼれ、恐怖、不安感から抜け出そうとしていませんか？

◇目標達成のために叫ぶべきではないですか？ 何に対して？ 誰に対して？

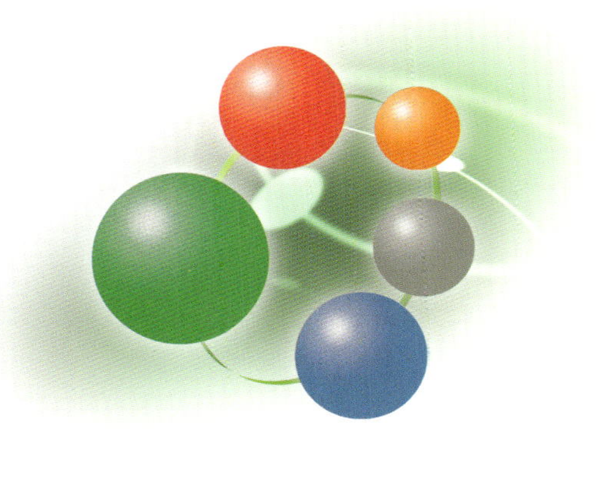

「木」の強化対象――靭帯

靭帯は骨と骨を結びつけて関節の動きを調節する、筋肉の「安全ベルト」のようなものです。そのため、万が一、筋肉が弱っても、靭帯が骨と骨をしっかり結び付けて関節を安定させてくれます。ある意味では、靭帯とは筋肉という主要なシステムが大きなダメージを受けた時の機能不全を防ぐ、「副次システム」あるいは「バックアップシステム」のようなものだといえます。

◇「安全ベルト」から何を連想しますか？
◇人生の危機に対処できる適切な備えを行っていますか？
◇目標達成のためには、「小さなつまずき」に対しても大胆な対策を取るべきではないですか？
◇すべてをダメにする危険性があるにも関わらず、「蓄え」や「副次システム」でやりくりする習慣が身についてはいませんか？

「木」の育くむべき個人の力――誕生

誕生とは赤ちゃんの誕生だけではなく、アイデアやプロジェクトなど、ありとあらゆる始まりを象徴しています。また、あなたの誕生時の出来事や人生の始まりと関係しているかもしれません。もし、自分自身の個人的な力を失っていると感じるなら、何かプロジェクトを始める時に自分の誕生時の出来事や元々の意図を再考することがとても役立つでしょう。

また、夢や熱望の実現にとってほとんど関係のないものにエネルギーを浪費していないか考察してみるべきです。

◇「誕生」から何を連想しますか？ それは人生においてどんな意味を持っていますか？
◇誕生や幼年期の出来事と人生や目標とはどのように関係していますか？
◇捨てるべきものはありませんか？ 再出発を必要としていませんか？
◇自分の個人的な力を表現する機会がありますか？
◇生み出すべきものはありませんか？ あるいは、自分の手に余るようなものを生み出そうとしていませんか？

「木」の世界の見え方の成長段階——幼児期・幼少期

この段階においては、構造（形）と機能（意味）は別々に存在していると見なされ、プロセスやシステムといったものは目に見えない神秘的なものとしてとらえられます。これは、幼児期の「信念が芽生える前の段階」や幼少期の「直観的段階」に対応しており、「直観投影的信念」と呼ぶことができるでしょう。

この成長段階の子どもは、世界と自分をある程度区別・識別するようになり、会話やシンボルイメージを利用して意味を構成していきます。この段階では「原因と結果の因果関係」を見ることができないため、「魔法の思考」——つまり、思ったことがそのまま現実になるといった無邪気な考えを自然に持つことになります。そこで、想像力、夢、ビジョンが意味を創造するために不可欠となります。

また、自分自身の視点がすべてであり、他人もまた自分と同じ視点を持っているのだと考え、自分でも気付かずに、そのような暗黙の信念にもとづいて行動する傾向があります。

私たちは何も考えずに話したり行動したりすることがありますが、それは「内なる知恵」からきている場合もあるし、無知からきている場合もあります。前者の場合、自然と口をついて出た言葉が「真実」を告げている場合もあります。

◇他人の視点も自分と同じであると仮定してはいませんか？
◇「唯一正しい意見」というものが実在すると思っていませんか？
◇新たな意味を見つけるために直感や創造的ビジョン、夢のイメージを使うべきではありませんか？
◇自分にとっての正論が他人にも受け入れられるはずだという夢想にひたってはいませんか？

木

P39に五行メタファー項目別一覧表があります。参照してください。

胆《たん》経《けい》

陰陽・五行　**木・陽**

日輪の法則　PM **11**～AM **1時**

胆経の栄養補給

ビタミンA

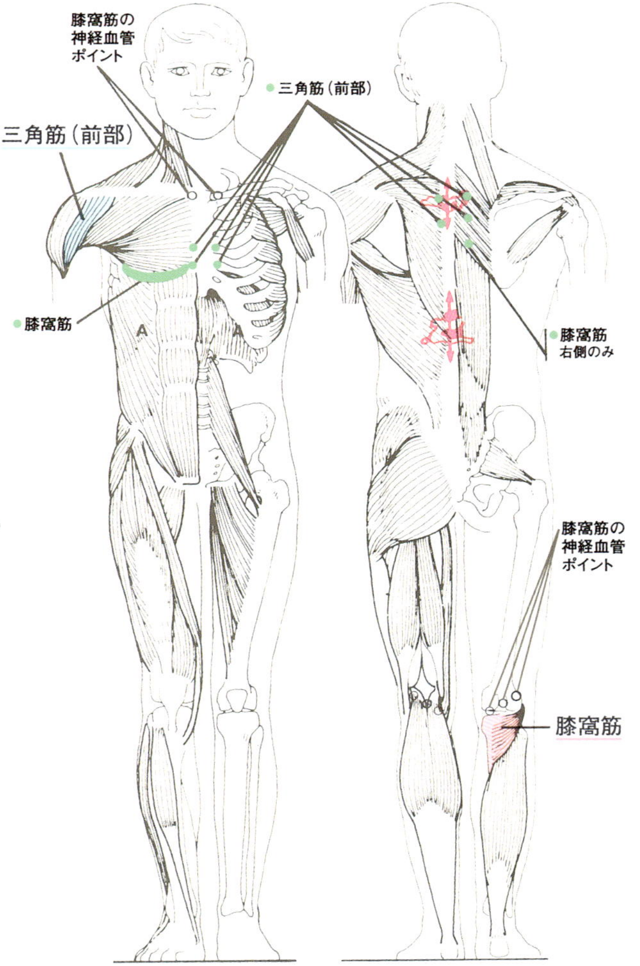

胆経の経絡

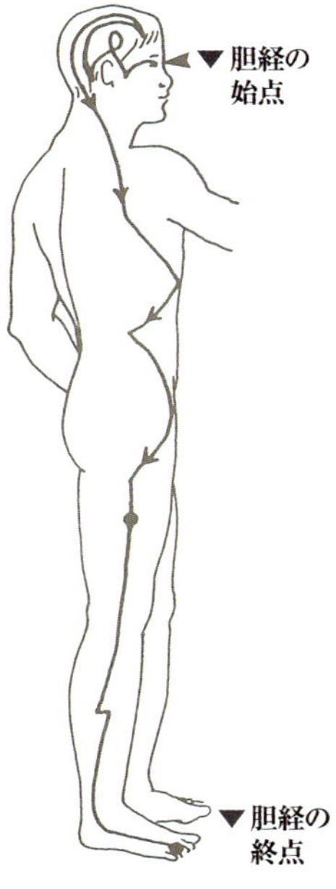

胆経の神経リンパポイント

胆経の筋反射テストと脊椎反射ポイント

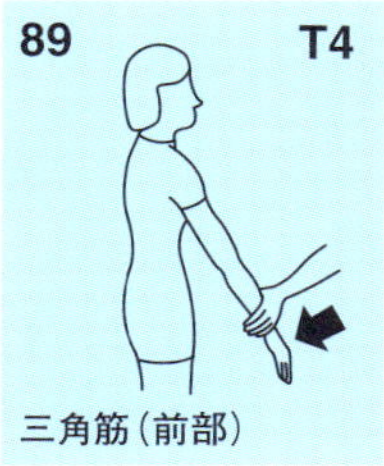

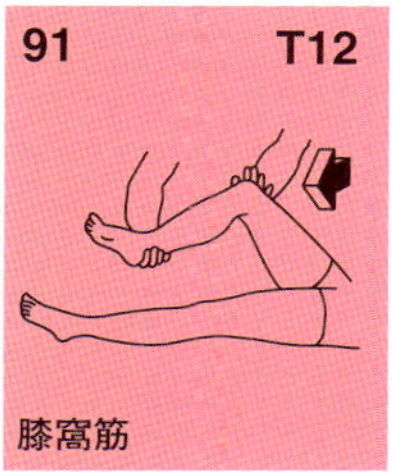

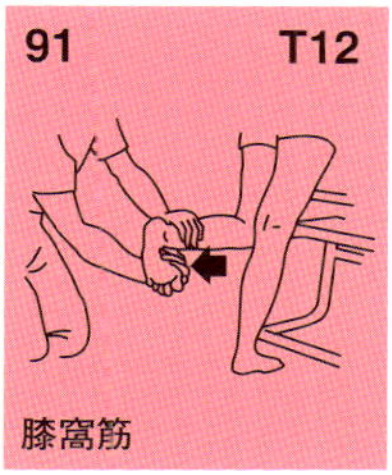

胆経の神経血管ポイント

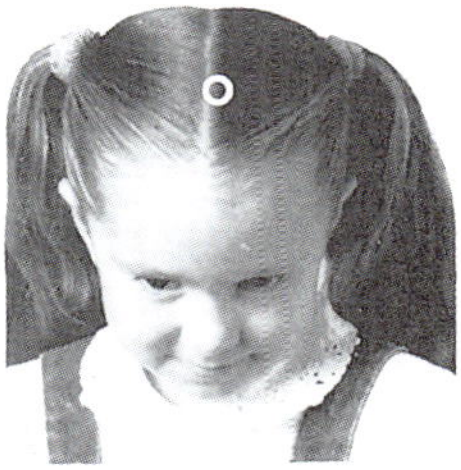

三角筋（前部）

胆経の活性化ポイント

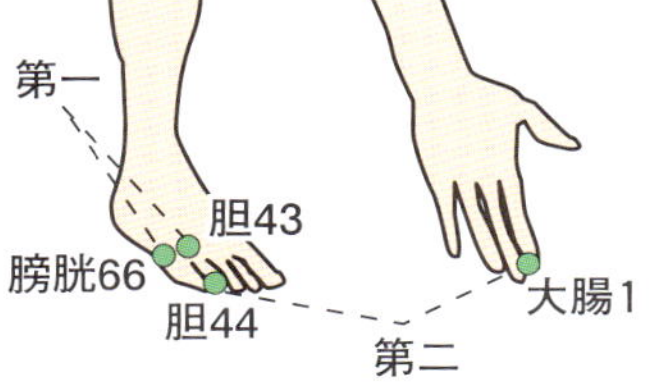

胆経の鎮静化ポイント

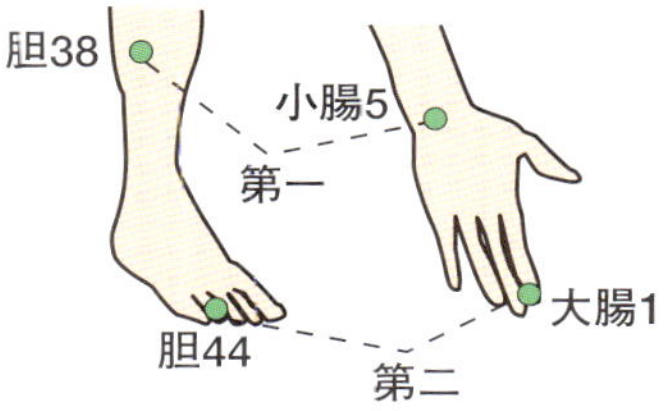

胆経

P127 三角筋（前部）
P128 膝窩筋

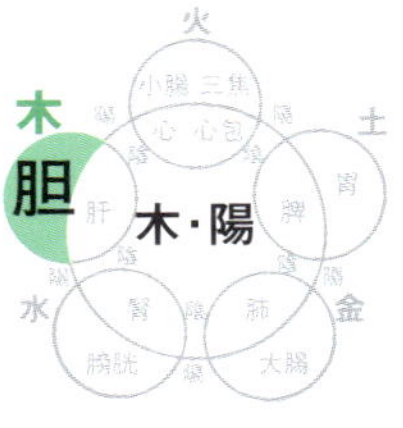

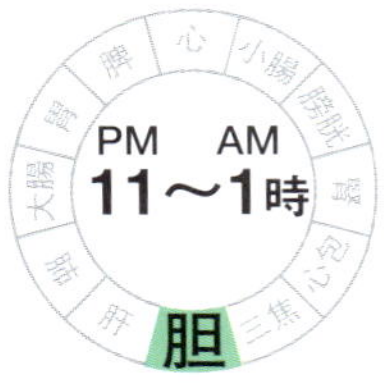

小さな臓器である胆嚢は、肝臓が作り出した胆汁を蓄えて濃縮し、消化（特に脂肪の消化）を助けています。脂肪分を含んだ食物が胃から十二指腸にたどり着くと、胆嚢が脂肪のための強力な消化液である胆汁を十二指腸へ流し込むのです。

また、胆経を流れる気（エネルギー）は、細胞における脂肪の新陳代謝を維持しています。

◇「重い問題」から何を連想しますか？ それを抱えすぎてはいませんか？ それをうまく消化できていますか？
◇水で「お清め」を行っていますか？
◇自分の利益に集中しすぎてはいませんか？
◇人生の重い問題に対処するためにもっと濃縮した「消化液」（解決策）が必要ですか？

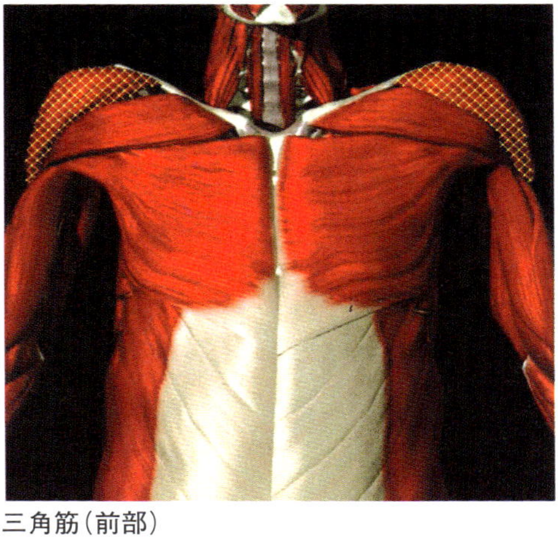

三角筋（前部）

三角筋《さんかくきん》(前部《ぜんぶ》)

胆経／たんけい

◇「重い問題」から何を連想しますか？ それに圧倒されてはいませんか？ それを減らす必要はありませんか？
◇身なりや健康について神経質すぎませんか？ あるいは、もう少し神経を配ってもいいのではないですか？
◇頭のケアをしていますか？
◇「頭痛の種に終わるようなこと」をしていませんか？

手のひらを下に向けて腕を約30度前方へ差し出した時、肩の前部から鎖骨にかけてこの筋肉の収縮を感じることができます。

三角筋(前部)は、髪をとかすといった動作で肘を曲げて肩を動かす時に、烏口腕筋と共に使用されます。この筋肉は胆汁を濃縮して十二指腸へ流し込む胆経の機能と関連を持ち、ヘビーな食物の消化を助けています。そのため、この筋肉が弱ってくると、食事の不摂生や脂肪分の多い食物から出てくる毒素によって頭痛を引き起こすことがあります。

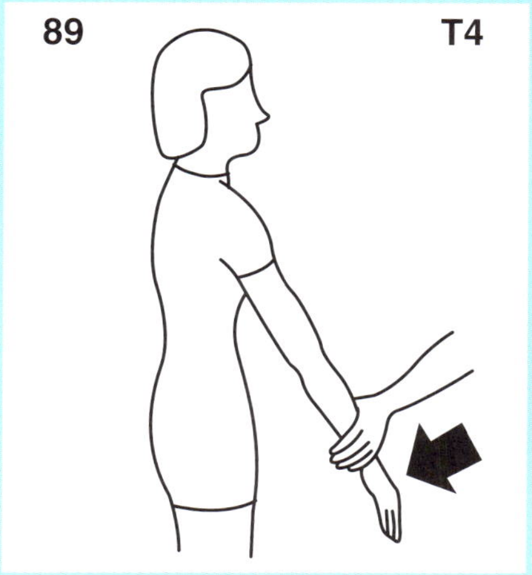

テスト

右手のひらを下にして右腕をまっすぐ前へ約30度の角度で出します。この時、右手は右太ももの少し外側にくるようにします。

術者は被験者の左肩を固定し、手首より少し上のところに圧をかけて被験者の右腕を下へ押し下げる方向へ押します。

左腕も同様にテストを行います。

胆経

膝窩筋《しつかきん》

胆経／たんけい

◇「ささいなこと」から何を連想しますか？「ささいなこと」で動けなくなってはいませんか？「ささいなこと」で首が痛んだり回らなかったりしてはいませんか？
◇「重い問題」に圧倒されてはいませんか？
◇「重い問題」の量を減らす必要はありませんか？

椅子に座って膝から下をブラブラさせた状態で、足裏を床と平行に保ったまま足先を内側に回す時、膝の後ろにあるこの小さい筋肉の収縮を感じることができます。

膝窩筋は下腿部を回転させ膝を曲げます。弱くなっている場合、膝のケガを引き起こす率が高まり、時には首の痛みをも引き起こします。そのため、何らかの膝の問題がある場合、この筋肉を注意深く調べるべきです。特に何回テストしても、長時間の「神経リンパ反射マッサージ」が必要であるという結果が出る場合には、この筋肉の問題を考えます。

また、この筋肉は胆汁を濃縮して十二指腸へ流し込む胆嚢や胆経の機能と関連しており、ヘビーな食物の消化を助けています。そのため、この筋肉が機能しなくなると、食事の不摂生や脂肪分の多い食物から出てくる毒素によって頭痛を引き起こすことがあります。

91　　T12

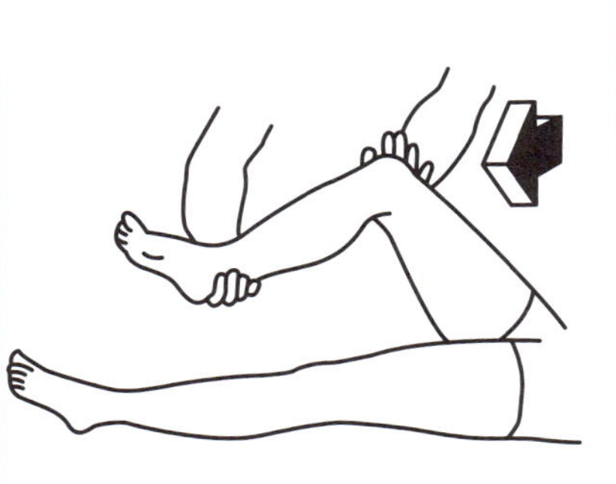

胆経

テスト

右膝を曲げて右脚全体を外側に倒した状態で、術者は被験者の右のかかとを安定させます。術者は被験者の右膝の外側に圧をかけ、その膝を正中線へ向けて押します。

膝窩筋が強い場合、術者が押したことによる回転を腰まわりの筋肉でも感じることができるでしょう。

左脚も同様にテストを行います。

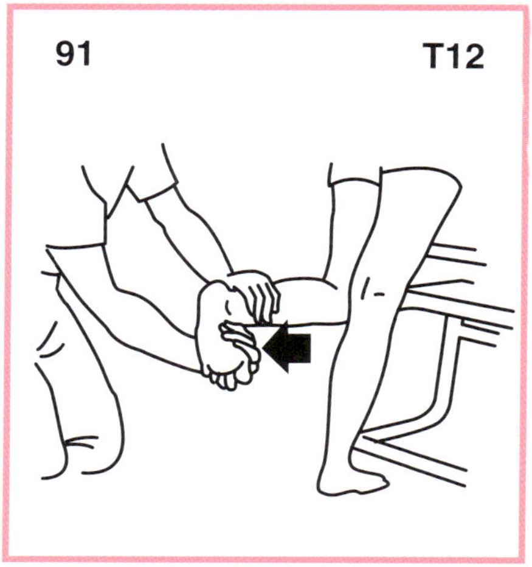

テスト

【別のテスト法】

左脚の足首と膝をそれぞれ90度に曲げて、右下腿を内側方向へ十分にねじります。術者は被験者の左のかかとを固定し、その足先に圧をかけて太ももを軸にして内から外へ回転させる方向に押します。

この筋反射テストが正しく行われれば、被験者は膝窩筋の動きを感じることができます。

右脚も同様にテストを行います。

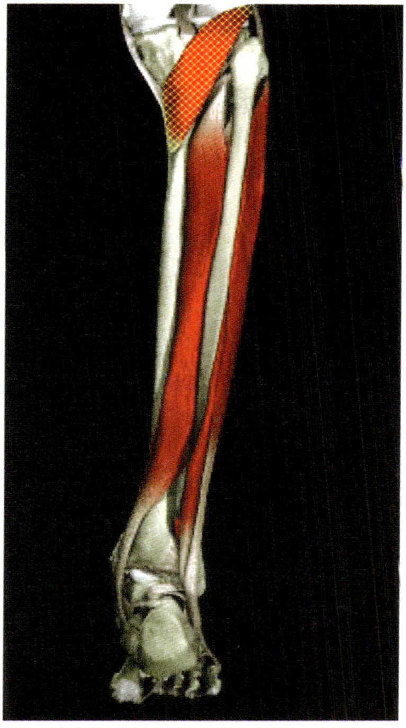

膝窩筋（右側 後面図）

胆経

肝《かん》経《けい》

陰陽・五行　**木・陰**
日輪の法則　AM **1～3時**

肝経の栄養補給

ビタミンA、メチオニン

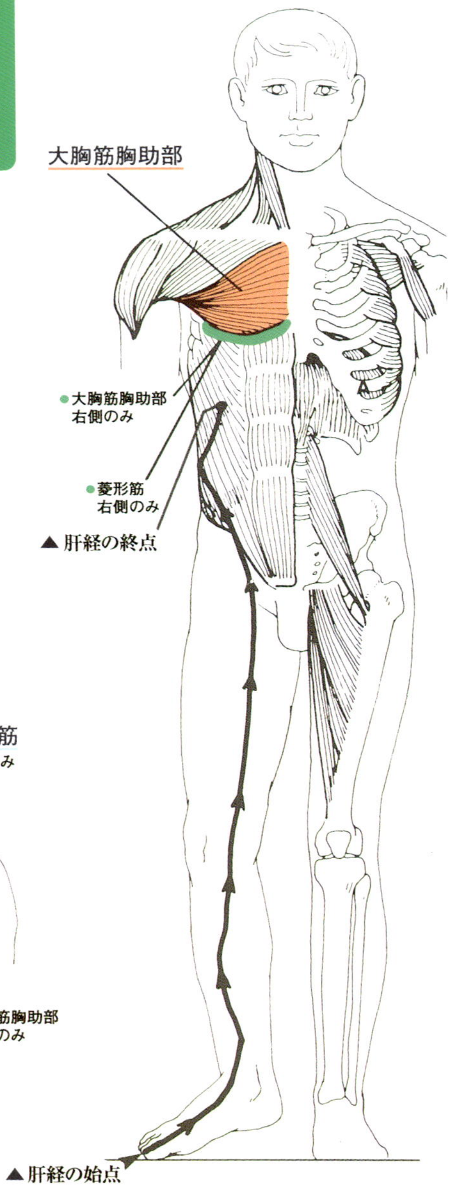

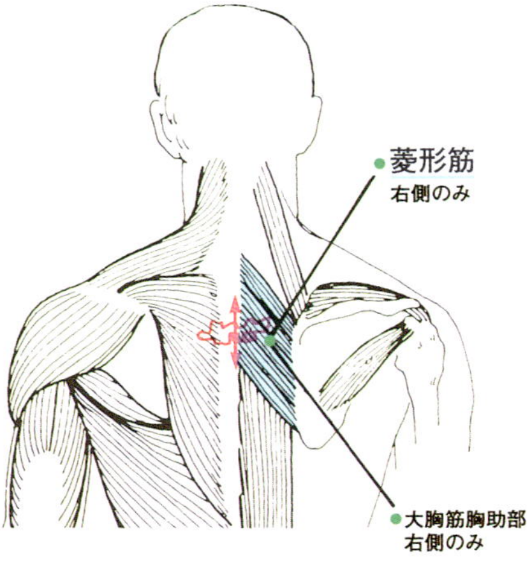

肝経の経絡

肝経の神経リンパポイント

肝
経

肝経の筋反射テストと脊椎反射ポイント

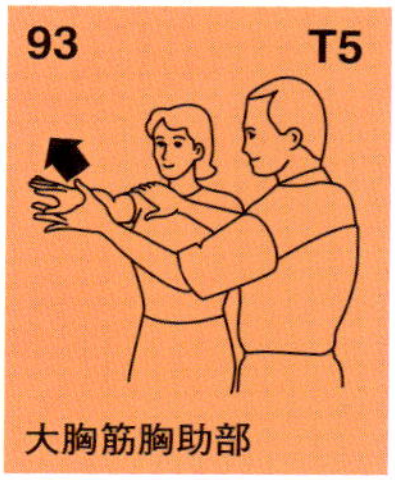

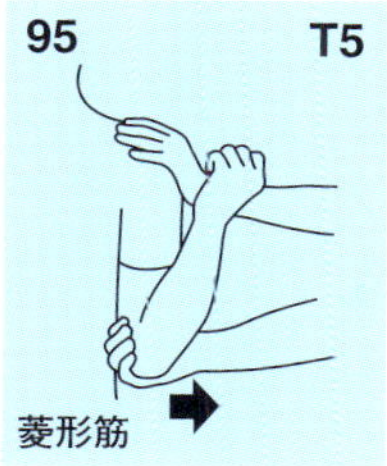

肝経の神経血管ポイント

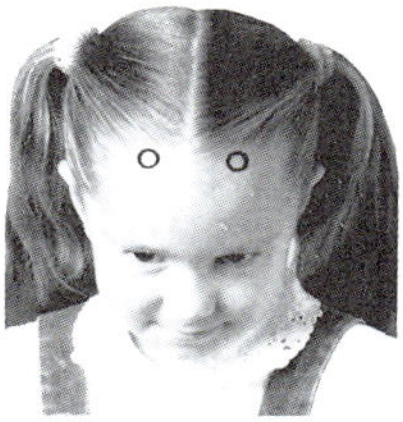

大胸筋胸肋部

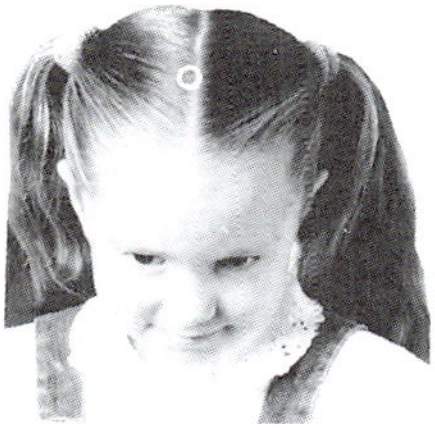

菱形筋

肝経の活性化ポイント

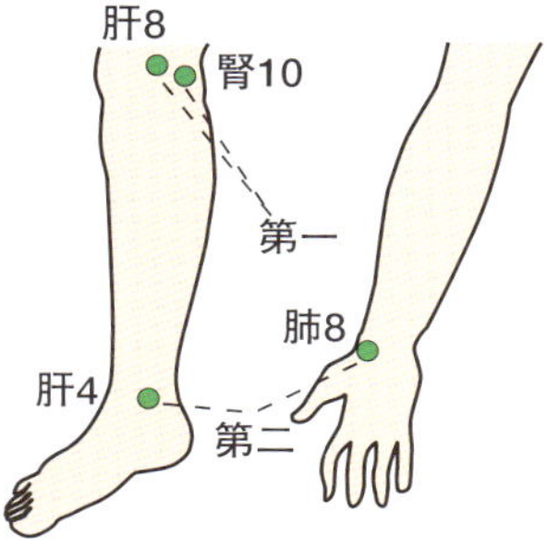

肝経の鎮静化ポイント

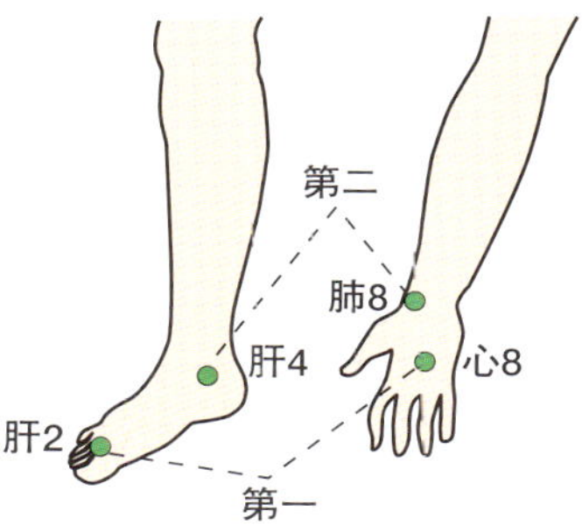

肝経

肝経

P133 大胸筋胸肋部
P134 菱形筋

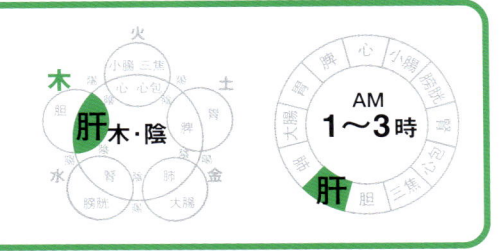

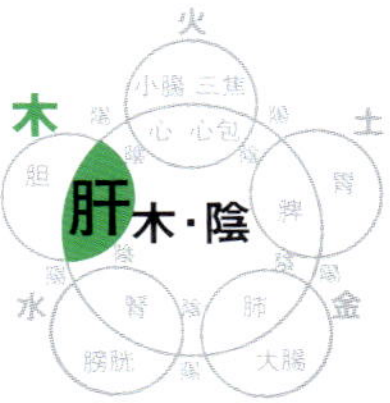

臓器の中でも肝臓は一番多くの機能を持っています。その各細胞は最先端のコンピューターよりも複雑な指示プログラムを持っており、肝経はその「吸収と解毒の指示を多量に出す機能」を活性化しています。

肝臓は最大の臓器でもあり、睡眠中にもっとも活発に活動し、血液を蓄積し、特に下腹部に影響をおよぼします。そのため、女性の月経周期や性的魅力にとって最重要なものであると考えられています。

さらに、肝経は消化、新陳代謝、貯蔵、栄養の分配、ろ過、解毒、免疫機能にもかかわっています。

◇「多岐にわたる責任」から何を連想しますか？ どのようにしてそれをこなしていますか？　容量オーバーになっていませんか？
◇もっとたくさんのものを吸収すべきではないですか？
◇人生で「解毒」を必要としているものは何ですか？
◇手放すべきものは何ですか？
◇人生に浄化と栄養をもたらすのはどのようなものですか？

大胸筋胸肋部《だいきょうきんきょうろくぶ》

肝経／かんけい

◇あまりにも多くのことに手を広げすぎて、アップアップしていませんか？ 心身を害してはいませんか？
◇もっとたくさんのことを吸収すべきではないですか？
◇人生で「解毒」を必要としているのは何ですか？
◇手放すべきものは何ですか？
◇人生に浄化と栄養をもたらすのはどのようなものですか？

まっすぐ前に伸ばした右腕の親指を下に向けたまま、体の内側にその腕を引き寄せる時に、この胸の筋肉が胸骨と腕の最上部の間で収縮するのを感じることができます。

この筋肉には腕を前に出して内旋させる働きがあります。テストの動きは胸を開き、斜め上方、外側へ向けて手を上げるような動きとなり、ちょうどスポーツ競技における宣誓式の手の挙げ方に似ています。この動きは、吸収と解毒に関する500種以上の肝臓の機能と関連しています。

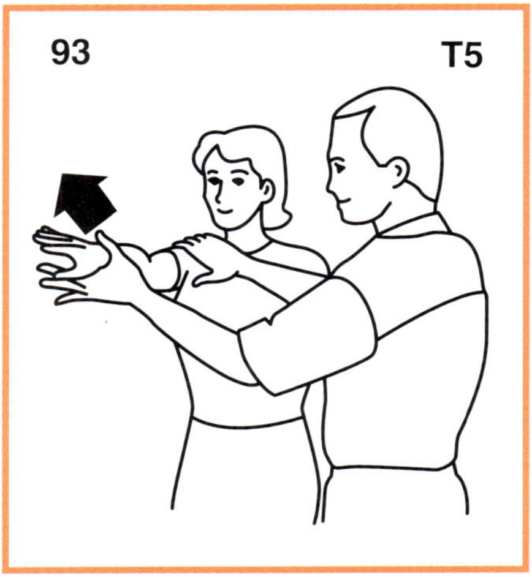

テスト

右腕をまっすぐ前に出して肩と同じ高さにして、右手のひらが外に、右手親指が下に向くようにします。術者は被験者の右の手首よりやや上のところに圧をかけて斜め45度右上の角度で押し上げます。

左腕も同様にテストを行います。

菱形筋《りょうけいきん》

肝経／かんけい

◇何に対して緊張していますか?
◇害毒となっている感情にしがみついてはいませんか?　その他に毒となっているものがありませんか?
◇ 守りの姿勢を取る必要がありますか?

左右の肩甲骨を背骨に向けて引き寄せて両肩を両耳に向けて持ち上げる時に、肩甲骨と背骨の間にあるこの筋肉群の収縮を感じることができます。

肩の後ろにあるこの筋肉群は肩甲骨を引き入れたり回転させたりします。通常は肩甲挙筋と共に使用されるため、弱くなっていたとしてもそれがわかることはめったにありません。

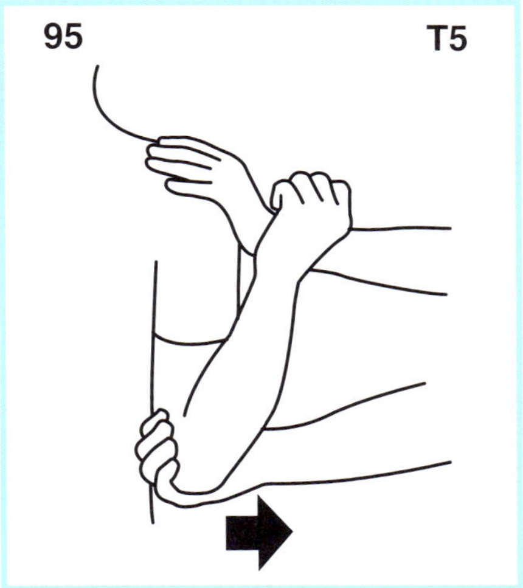

テスト

左肘を曲げて肋骨の脇につけるようにして、そのまま両肩を持ち上げながら左右の肩甲骨を近づけるような感じで後ろにもってきます。術者は右手で被験者の左肩を安定させ、左手を被験者の左上腕の内側に沿えてその腕が体から離れる方向に引きます。

肩甲挙筋のテストと似ていますが、肩甲挙筋テストの場合は肘を腰へ向けて下げる点が異なっています。

右腕も同様にテストを行います。

肝経

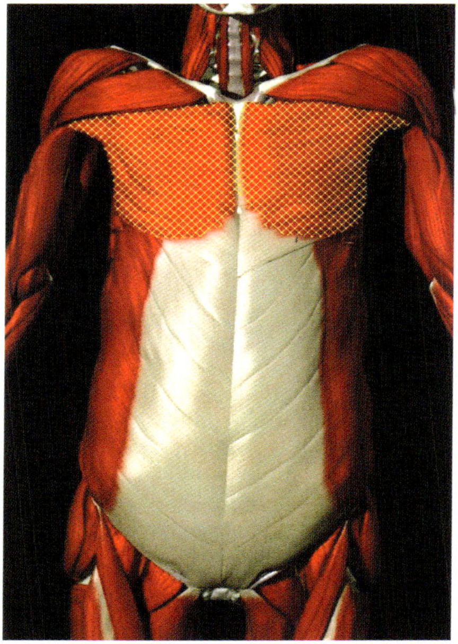

大胸筋胸肋部

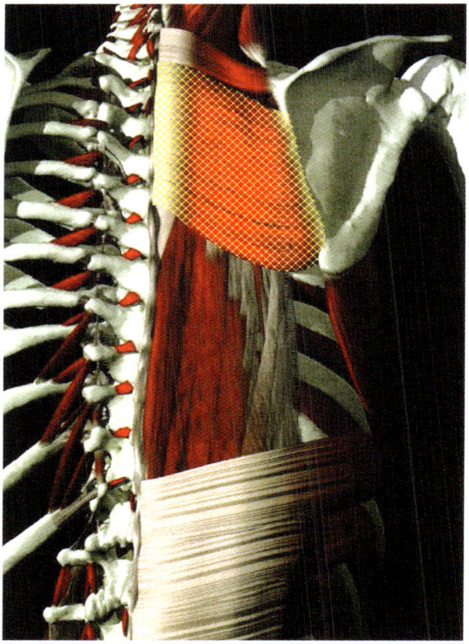

菱形筋（右側 後面図）

肝経

Metal Element Metaphors

金のメタファー

「金」のメタファーイメージは、地中で形成された金属です。

「金」のメタファーイメージは地球(土)の内部で形成された硬く凝縮した金属物質です。あるいは、自己防御に使う硬いもの——ヨロイ、武器、金属性の装飾品と結び付けることもできます。

「金」の相生関係——【土→金→水】

「土」が「金」を生み出すというのは、地球内部で鉱石や岩塩が凝縮・生成される様子を象徴的に指しています。また、金属表面に水滴がつくことから、「金」は「水」を生み出すと考えます。

「金」の相剋関係——【火→金→木】

「火」が「金」を溶かして純化させその形を変えることから、「金」は「火」のコントロール下にあると考えます。また、金属は斧の形をとることで木を切り倒したり、さまざまな目的にあわせて木を加工できたりすることから、「金」は「木」をコントロールしていると考えます。

◇「金」から何を連想しますか?
◇他人の要求や攻撃から自分を守るために「ヨロイ」や「盾」を必要としていませんか? 他人と交流するために「ヨロイ」や「盾」を下ろす必要はありませんか?
◇自分や他人に厳しく当たり過ぎてはいませんか? あるいは、厳しさが足りないのではないですか?
◇着飾ることや外観を気にしすぎてはいませんか? もっと「内なる豊かさ」や潜在能力につながってそれを表現することに注意を向けるべきではありませんか?

「金」の色――白

白光は、誠実さ、信頼、尊さなどと関連するほか、磨かれた金属が反射光で輝くことも連想させます。

◇「白」から何を連想しますか？ それは近い将来の目標にとって何を意味していますか？
◇人生が純粋な真理の光で満ちていますか？
◇うわべの真実や表面的な輝きにだまされていませんか？

「金」の季節――秋

秋は収穫期です。収穫の場面を想像してください。動物たちは冬に備えて食料を保存し、木々は紅葉を迎え、まもなく落ち葉が舞うようになります。

◇「秋」から何を連想しますか？ 人生で「秋の段階」を迎えているものはありませんか？
◇努力して得た果実を刈り取ることができましたか？
◇不注意や災難で「収穫」をフイにした経験はありませんか？

「金」の気象――乾燥

砂漠をイメージしてください。非常に乾燥しているにもかかわらず、その乾いた環境に順応した生命があふれかえっています。そのような乾いた気象下で繁殖するサボテンでさえも乾きすぎれば枯れてしまいますが、逆に湿度が高すぎる場合には根が腐るのです。

◇「乾燥」から何を連想しますか？ 人生において「乾燥」はどういう意味を持ちますか？
◇成長のためにもう少し「うるおい」を必要としていませんか？
◇「じとじと」しすぎていませんか？ 「洪水状態」になってはいませんか？
◇「生命力の源泉」は何ですか？ そこから沸き出す生命力を蓄える必要がありますか？ それとも枯渇させる機会を必要としていますか？

「金」の匂い――（植物性の）腐臭

落ち葉や収穫されず地面に落ちた果実など、熟しすぎて腐敗しはじめているものをイメージしてください。人生の一側面が、道徳に反する行為や腐敗した影響にさらされているのかもしれません。

◇「腐敗」から何を連想しますか？ 人生において腐っているのは何ですか？
◇新たな成長のために古い何かが死ぬ時の「死の匂い」に気付いていますか？
◇価値のあるものが腐ってムダになることを放っておいたことはありませんか？

「金」の味覚――ピリ辛

味覚器官にとって刺激的で、燃えるようで、刺すようなスパイスの効いた食べ物をイメージしてください。ピリ辛でスパイスの効いた味は、刺激的で魅力的で、ワクワクとして、じれったいような物事に対するメタファーとなっています。

◇「スパイス」から何を連想しますか？ 生活に十分な「スパイス（刺激）」がありますか？目標達成のために「スパイス」を加えるべきではないですか？
◇生活が辛すぎませんか？ 危険すぎませんか？ 苦しくはないですか？
◇もっと着実なアプローチをした方が成功しそうですか？

「金」の感情――深い悲しみ

墓石のそばに立って、喪失感や後悔の痛みで苦しんでいる自分をイメージしてください。過ちを犯す、機会を失う、愛する人を失う、不運に見舞われる、つらいひと時を送る、大災難に遭遇する・・・さまざまな喪失や後悔が人生にはあるはずです。

現代社会では、「深く悲しむ」という文化的概念は失われてきています。たとえば、つらいことがあったとしても、「乗り切りなさい」「生に逆らわず前進しなさい」などと誰かからアドバイスされることでしょう。しかし、そのような姿勢は、人生において、何に対しても誰に対しても価値を置くことが慢性的にできないということにつながり、慢性的冷淡、堅さ、無関心を生み出します。

前進するために何度も我々は、ダメージや損失を受け止める必要があります。そして、その痛みを表現し、乗り越え、これからも続いていく人生において受け入れるべきものへ現実的にかかわる必要があるのです。

◇「深い悲しみ」から何を連想しますか？
◇目標達成のためにあきらめたこと、手放したこと、終わらせたことは何ですか？
◇事実を受け止めて深く悲しむべきなのに、その機会を回避したことがありませんか？
◇何に傷ついてきましたか？

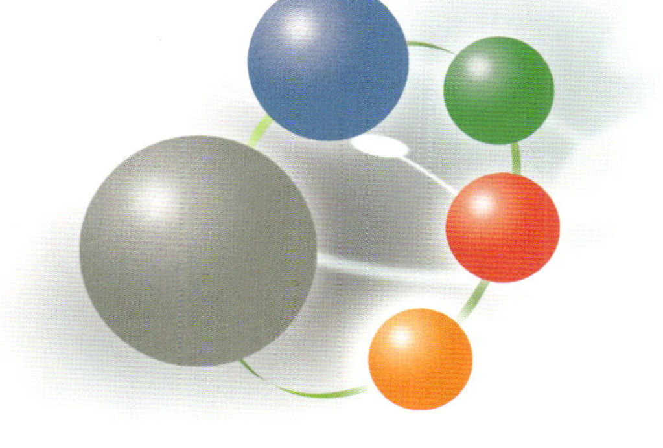

「金」の音声——泣き声

目から頬にこぼれ落ちる涙を想像してください。涙は、悲しみ、恐怖、後悔を感じる時に流れますが、喜びや畏敬、同情、共感、慈悲、怒りによっても泣くことがあります。適切な時に涙を流すのは、心身の全体的なバランスにとって非常に健康的で役に立つものです。しかし、あまりのつらさから泣いた経験は私たちの気（エネルギー）にとって障壁となります。

「私は絶対に泣かない」と主張するような人は、癒されていない傷があったり、硬いカラの中にとじこもっている可能性があります。たしかに、生きのびたり状況を乗り切るために歯をくいしばるべき時もありますが、涙を流すことを拒否すると、その涙は完全に毒へと変わってしまいます。

◇「泣き声」から何を連想しますか？
◇泣くことと今のあなたの目標はどのようにつながりますか？
◇泣くのを我慢しすぎていませんか？　あるいは、泣きごとを言う傾向がありませんか？
◇ふさわしくない場面で泣いてしまうことがありませんか？

「金」の強化対象——皮膚・髪

これは身づくろいや容姿への関心——自己管理や自己表現をどのように行うかということに関係しています。

皮膚は主要な器官の一つであり、解毒にとって非常に重要です。皮膚は実際に「呼吸」しています。気（エネルギー）のレベルでは、皮膚と髪は「ヨロイ」や「アンテナ」として機能しており、身を守るためにそのヨロイの中に引きこもることもできるし、皮膚や髪で感じるさまざまな雰囲気に意識を合わせることもできます。

◇「皮膚」「髪」から何を連想しますか？あなたの「皮膚」は薄い方ですか？　厚い方ですか？
◇清潔さを心がけていますか？ それはあなたの容姿に反映されていますか？
◇他人にどう見られているか意識していますか？ あるいは自意識過剰になってはいませんか？

「金」の育むべき個人の力――バランス

バランスのシンボルとして天秤か、陰陽のシンボル（太極図）をイメージしてください。

◇「バランス」から何を連想しますか？
◇力を蓄えて目標を達成するために、もっとバランスを取るべきではないですか？
◇人生経験におけるどの側面がバランスを崩していて力を半減させていますか？

「金」の世界の見え方の成長段階――成人期中期

この段階では、人生のすべての構成要素は統合されて全体的なシステムを形成します。あらゆる構造（形）と機能（意味・役割）が相互の関係性のまとまりを表しており、現実に即しつつも個性的な信念が形成される段階といえます。

人はこの段階において、自分自身のライフスタイルや信念や態度についての個人的責任を引き受けるようになります。つまり、個人にとって合理的で機能的な世界観を構築するために努力するのです。

このような、個人を最優先するためにバランスを取ろうとする段階、そして、相対的真理と絶対的真理の区別を試みる段階において乗り越えるべき試練は、矛盾、両極性、複雑さです。

◇「青年期」から何を連想しますか？
◇信念や行動に責任を取ることができますか？
◇他人のために生きるべきだと感じていませんか？
◇信念に忠実にあろうとしすぎてはいませんか？
◇環境に適応しようとして責任感をなおざりにしていませんか？

P39に五行メタファー項目別一覧表があります。参照してください。

肺《はい》経《けい》

陰陽・五行　**金・陰**
日輪の法則　AM **3～5時**

肺経の栄養補給

ビタミンC、水

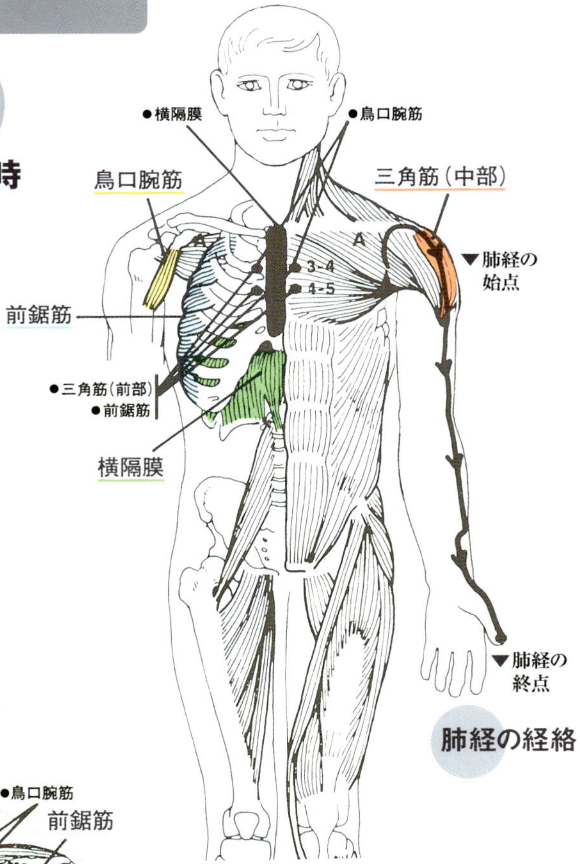

肺経の経絡

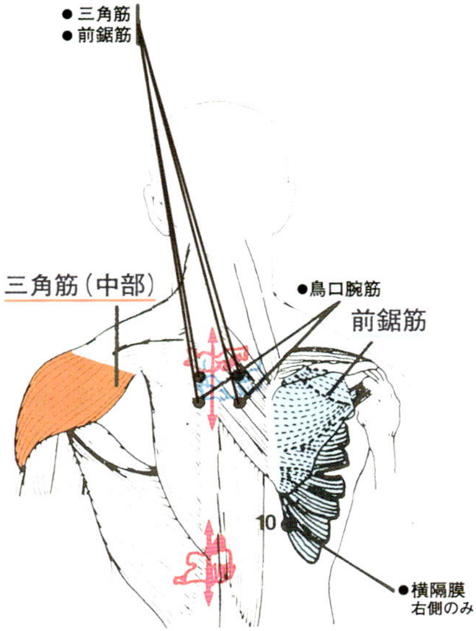

肺経の神経リンパポイント

肺経の筋反射テストと脊椎反射ポイント

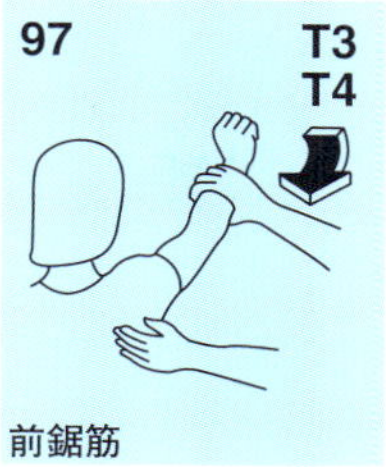

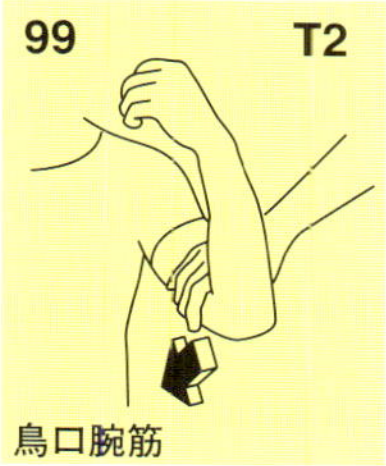

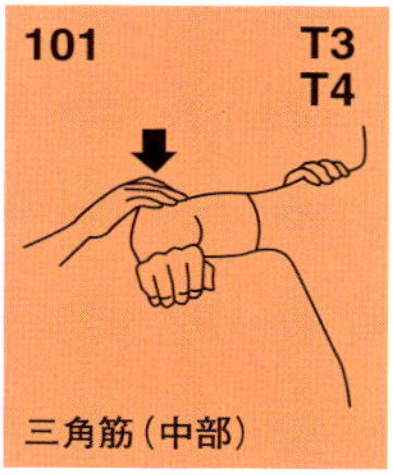

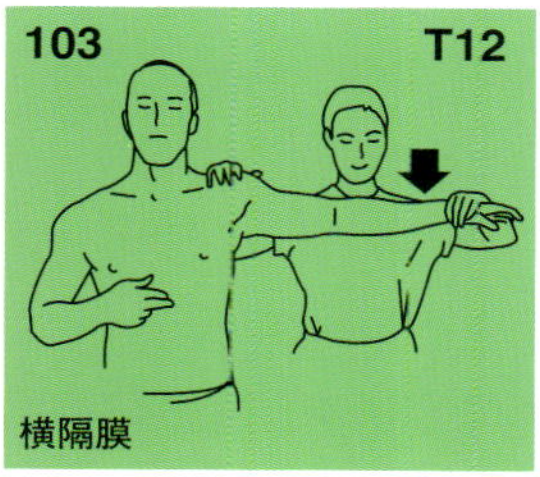

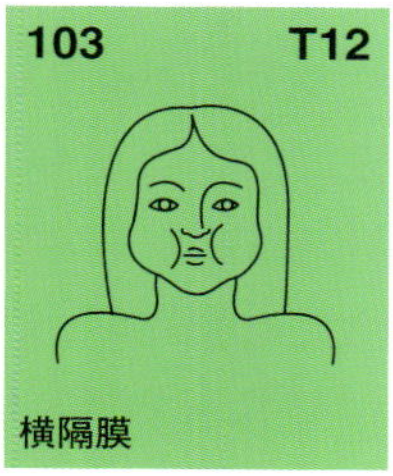

肺経の神経血管ポイント

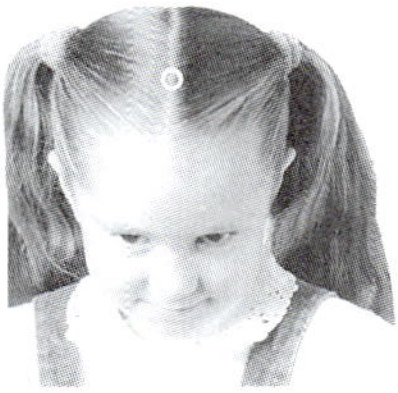

前鋸筋
烏口腕筋
三角筋（中部）
横隔膜

肺経の活性化ポイント

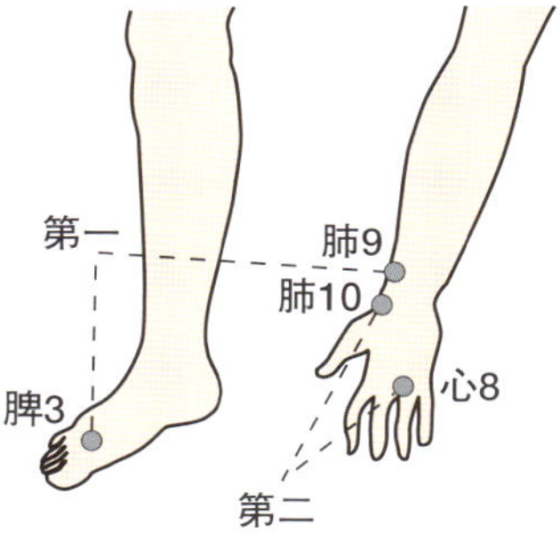

肺経の鎮静化ポイント

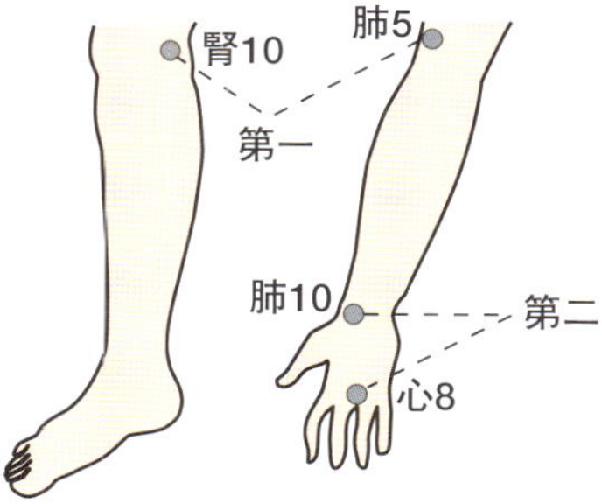

肺経

P145 前鋸筋
P146 烏口腕筋
P147 三角筋（中部）
P148 横隔膜

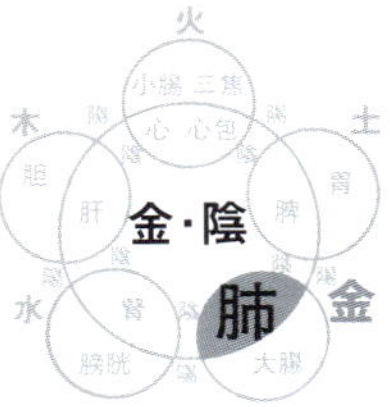

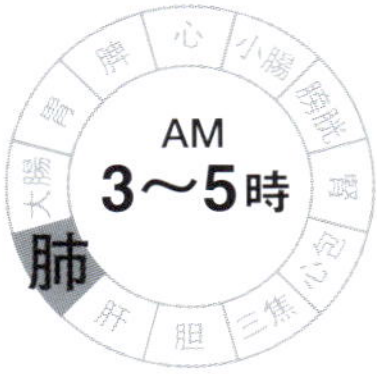

人は食料なしで1〜2週間以上、水なしでも2〜3日は生き延びることができますが、3分以上空気を吸わずにいると生死の淵をさまようことになります。

肺は空気（主に酸素と二酸化炭素）を吸い込み、血液との間でガス交換を行う主要臓器であり、必要不可欠なエネルギー源として役立っています。また、不要な気を排出するための重要な通路でもあります。さらに、肺は会話など発声を行うための空気も提供しています。

肺経は呼吸時の肺への空気の出入りに連動して、気を肺に出し入れし、心身すべての気の状態を制御しています。

◇「呼吸」から何を連想しますか？楽に呼吸できますか？楽に話すことができますか？
◇生活に「栄養」を与える新鮮な空気（雰囲気）やヒラメキが自由に流れていますか？
◇人生において向上させるべきものは何ですか？
◇ほめすぎてはいませんか？　あるいは、ほめることが少ないのではありませんか？
◇叫んだり、声援を送ったり、何かを告白する必要を感じていませんか？

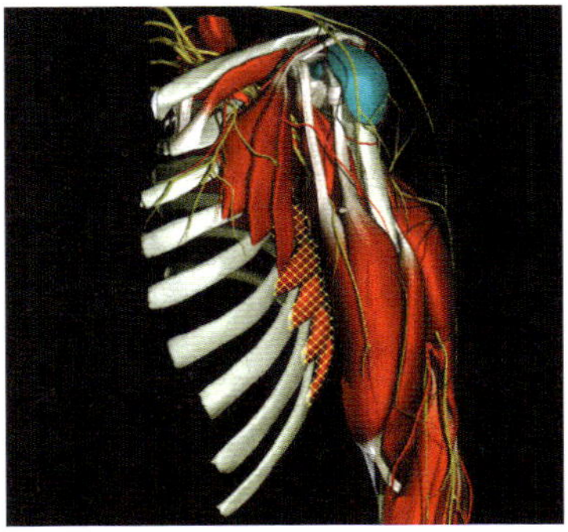
前鋸筋（左側 正面図）

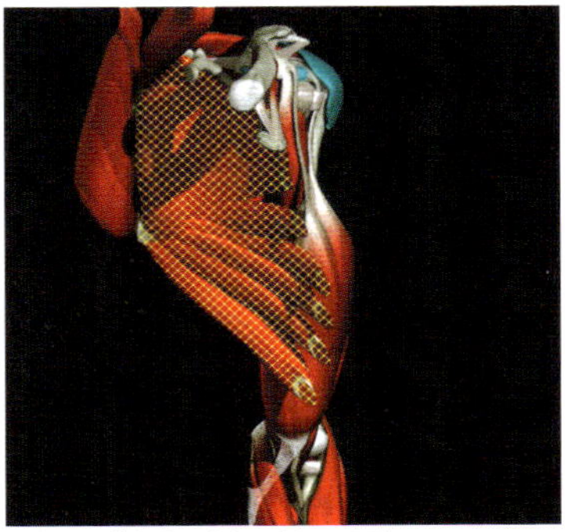
前鋸筋（左側 斜め前面図）

前鋸筋《ぜんきょきん》

肺経／はいけい

◇「押す」「パンチ」から何を連想しますか？ 今、押したり、パンチを繰り出したりする必要がありませんか？
◇目標達成のために自分の力を発揮（行使）する必要がありませんか？
◇首が痛んだり呼吸を忘れたりするほど強く押しすぎてはいませんか？
◇声が出なくなることがありませんでしたか？

腕を体の前に出して、あたかもパンチを繰り出すかのように力を込めて前に伸ばす時、胸の脇で収縮するこの筋肉を感じることができます。

この強く大きな筋肉は肩を前に押し出し、あばら骨を持ち上げる働きをしています。この筋肉が弱いと腕をまっすぐ伸ばして何かを押し出すような動きが難しくなり、さらに慢性的に弱い場合には肩甲骨が背中から浮いてきます。また、左右両方の前鋸筋が弱いと首の痛みを引き起こすことがありますが、頭や首を回すとこの痛みを軽減・解消できるでしょう。

理想的な呼吸や、呼吸をうまく制御する必要のある運動のために、この肺経と関連した筋肉が十分に機能する必要があります。

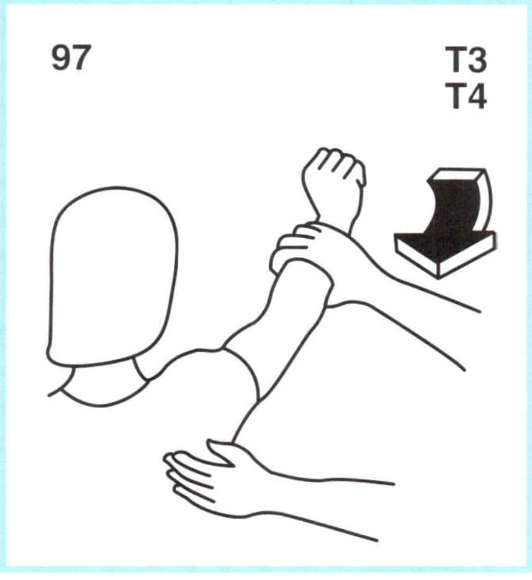

テスト

右腕をまっすぐにして肩より少し高い位置で前に突き出し、親指は上方に向け、残りの指は前に伸ばします。術者は被験者の右肩甲骨の下側の先端を押さえて肩甲骨を安定させます。

術者は被験者の右手首のやや上に圧をかけて、右腕が右脚へ向かう方向に押し下げます。

左腕も同様にテストを行います。

肺経

烏口腕筋《うこうわんきん》

肺経／はいけい

◇「自己管理」から何を連想しますか？
◇身なりや健康の管理について神経質すぎるのではありませんか？　あるいはもっと気を配るべきではないですか？
◇自分の身の回りのことを気軽にできますか？　面倒ですか？
◇叫びや声援やセキによって何かを解放すべきではないですか？
◇声が出なくなることがありませんでしたか？

髪をくしで整えたり、化粧をしたり、ヒゲを剃るような動きをする時、三角筋の下層、腕の前部と肩甲骨の前部の間にあるこの小さな筋肉の収縮を感じることができます。

この肩の小さい筋肉は、髪を整える姿勢で腕を伸ばす時に三角筋と一緒に動きます。弱っている場合には肩痛や肩の傷を併発することがあります。タッチフォーヘルスで筋反射テストを行った時に、この筋肉のテスト位置で痛みがあれば弱っているととらえてください。十分な機能回復のための必要な反射反応として筋肉が弱くなると考えて下さい。

この筋肉のテスト動作は、叫んだり声援を送ったり、セキをするときの仕草であり、肺の経絡に関連しています。

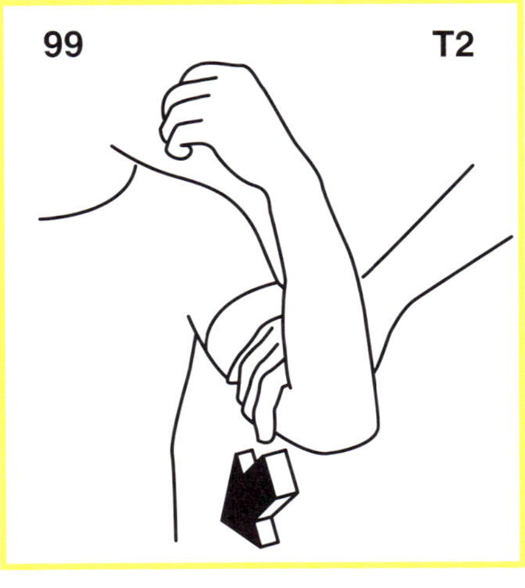

テスト

左腕を前方に45度の角度で出して、そのまま45度外側へ開きます。そこから左肘をできるだけ曲げて、左手のひらを左肩へ向けます。術者は左上腕の中央部にある二頭筋に圧をかけ、胴体へ向かう方向に押します。

右腕も同様にテストを行います。

三角筋《さんかくきん》(中部《ちゅうぶ》)

肺経／はいけい

◇「持ち上げる」から何を連想しますか? 人生において何かを持ち上げる必要はありませんか?
◇称賛を与えすぎてはいませんか? あるいは少なすぎるのではないですか?
◇腕を上げて「バンザイ」と叫ぶ時ではありませんか?
◇十分にインスピレーションを得ていますか?
◇退屈を感じていませんか?

腕を真横にしてそのまま頭へ向かうように上げていく時、肩の最上部で強く収縮するこの筋肉を感じることができます。

この筋肉には腕を横に持ち上げる働きがあり、弱っていると腕が上げにくくなるなど肩の問題に関連してきます。また、この筋肉の下の肩関節との間には関節包があり、そこに炎症を起こしたり、カルシウム堆積物ができたりすることもあります。

もし、この筋肉を動かそうとして痛みを感じたなら、それは弱くなっているととらえ、肺経との関係を考えつつバランス調整を行います。

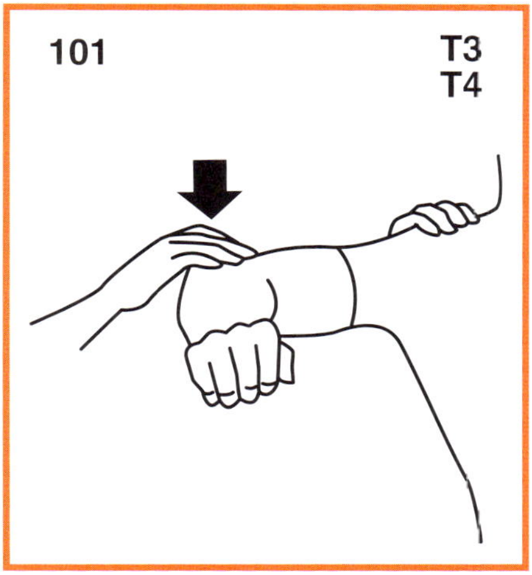

テスト

右腕を真横に肩と同じ高さまで上げます。術者は被験者の右肘の真上に圧をかけて、腕を胴体に戻す方向へ押します。

左腕も同様にテストを行います。

肺経

横隔膜《おうかくまく》

肺経／はいけい

◇「呼吸」から何を連想しますか？楽に呼吸ができていますか？　楽に話すことができますか？
◇生活に「栄養」を与える新鮮な空気（雰囲気）やヒラメキが自由に流れていますか？
◇声が出なくなることがありませんでしたか？
◇歌う時ではありませんか？

あばら骨と胸骨の下端を結ぶようにドーム型をした横隔膜が、息を吸う時に下がり、腹部にある物が押し下げられ、吐く時に横隔膜が上がり、肺が空っぽになるのを促進します。

この筋肉は腹腔と胸腔の仕切りとして呼吸時に用いられ、楽に話したり歌ったりするために不可欠な主要筋です。その近くには神経中枢、食道、大動脈、大静脈、迷走神経、大リンパ管が通っているため、横隔膜の異常はそのような器官の異常とも関連してきます。逆にいえば、横隔膜が正常に機能することによって、そのような器官の機能を助けることができるのです。

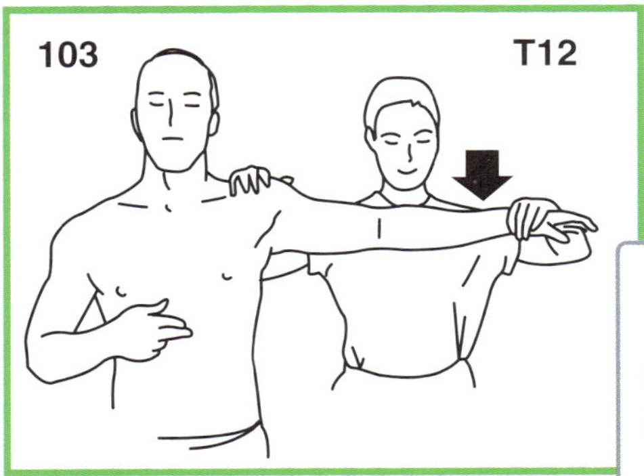

テスト

横隔膜にCL(*)を行います——つまり、横隔膜の上（胸骨の下端の剣状突起）に2本の指を置きます。そして、どの筋肉でもいいので正常に反応するテスト筋を使って弱くなるかどうかを見ます。この時、剣状突起の左右両サイドでテストすることもできます。

＊特定部位に手を触れることでその部位のテストを行うことをタッチフォーヘルスではCL（＝Circuit Localization回路の特定）といいます。これはアプライド・キネシオロジーにおけるTL（＝Therapy Localization治療法の特定）と同じものです。

肺経

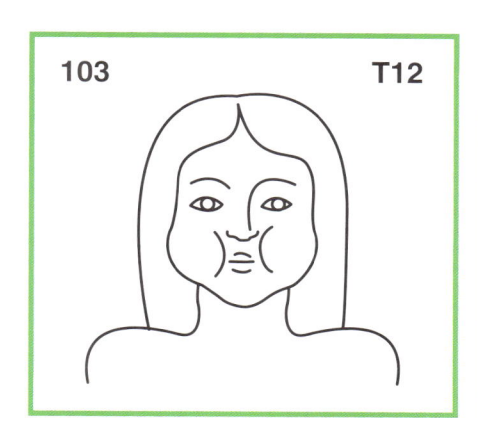

テスト

【別のテスト法】

深く息を吸って40秒以上止めてその時間を測っておき、次に横隔膜の反射ポイントに触れてから再度テストを行うと、息を止めることのできる時間が30〜50％増えることがあります。もし増えたとすれば、それは横隔膜が弱くなっていたということです。

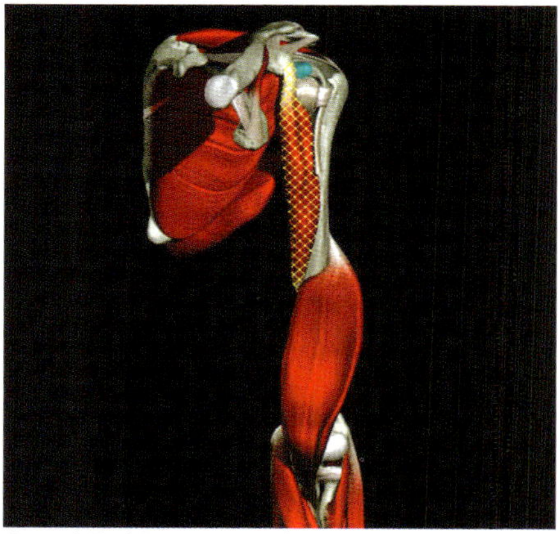

烏口腕筋（左側 前面図）

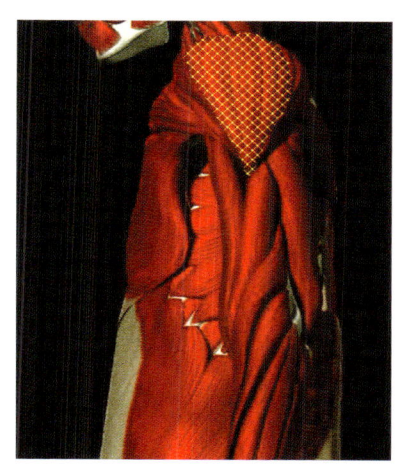

三角筋中部（左側 側面図）

大《だい》腸《ちょう》経《けい》

陰陽・五行　**金・陽**
日輪の法則　AM **5～7時**

大腸経の栄養補給

大腿筋膜張筋：鉄、ビタミンB、乳酸菌
ハムストリングス筋：ビタミンE
腰方形筋：ビタミンE、A、C

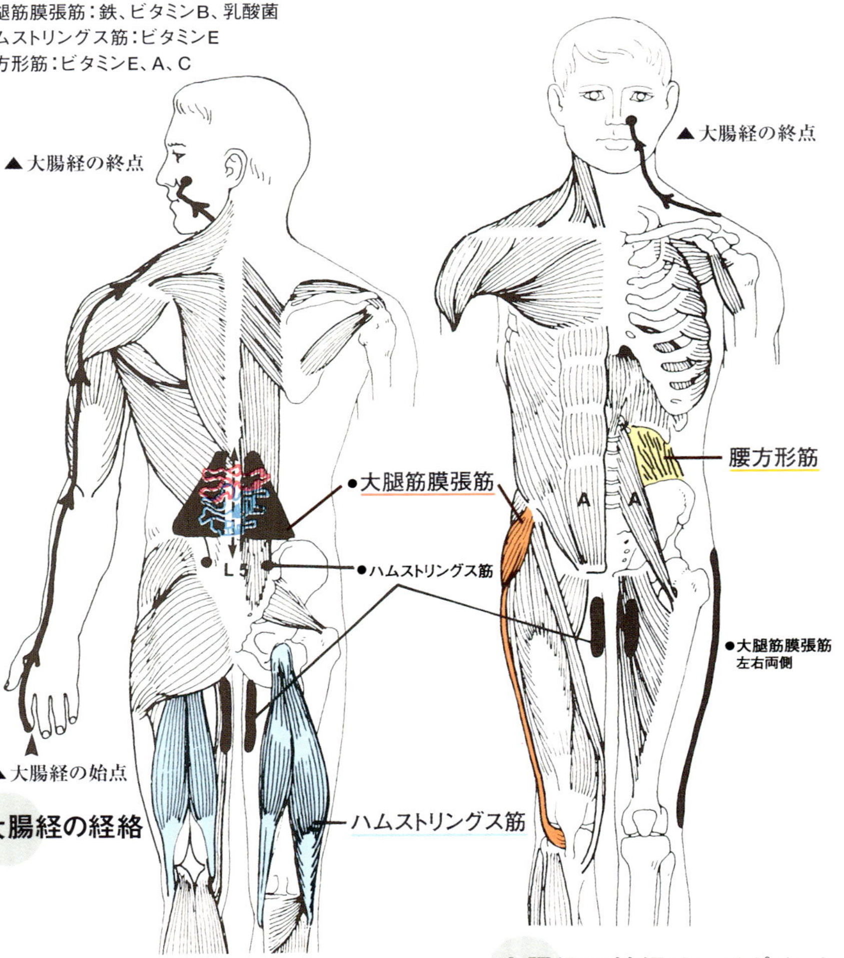

大腸経の経絡

大腸経の神経リンパポイント

大腸経の筋反射テストと脊椎反射ポイント

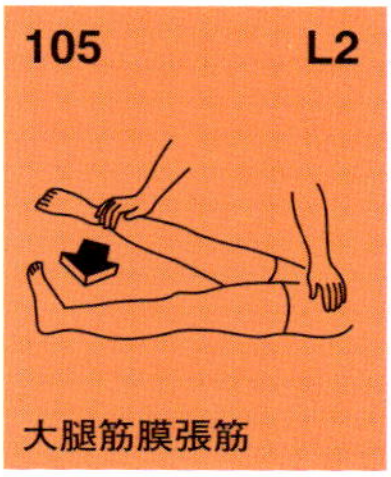

大腿筋膜張筋

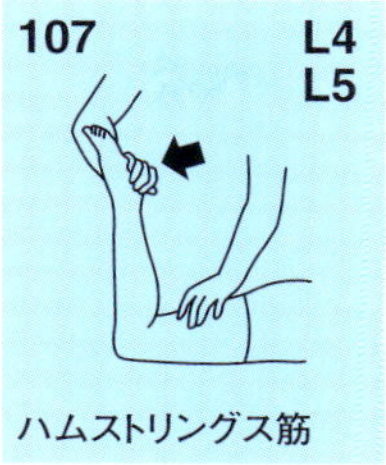

ハムストリングス筋

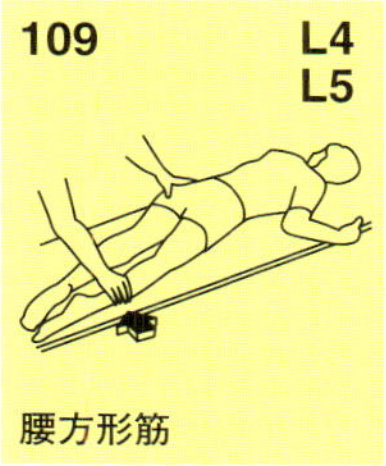

腰方形筋

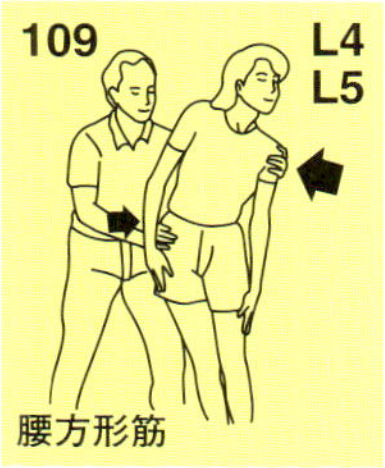

腰方形筋

大腸経の神経血管ポイント

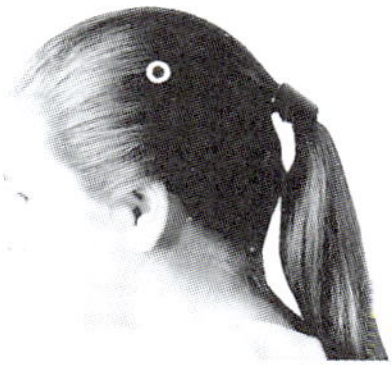
大腿筋膜張筋
腰方形筋

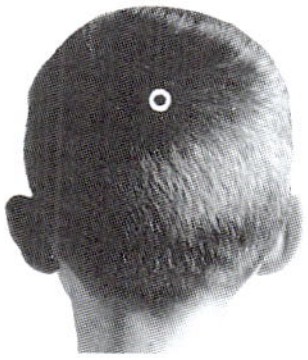
ハムストリングス筋

大腸経の活性化ポイント

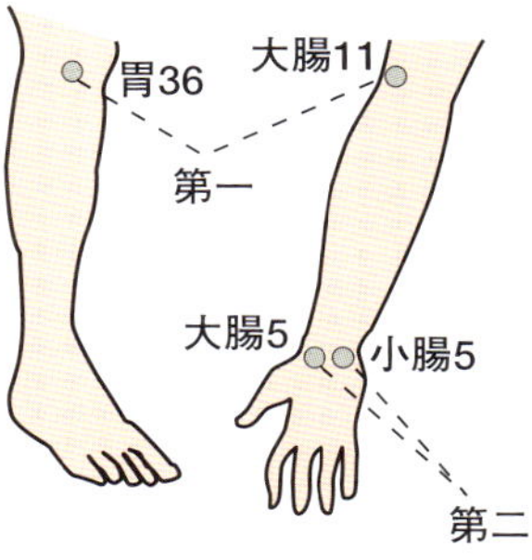

大腸経の鎮静化ポイント

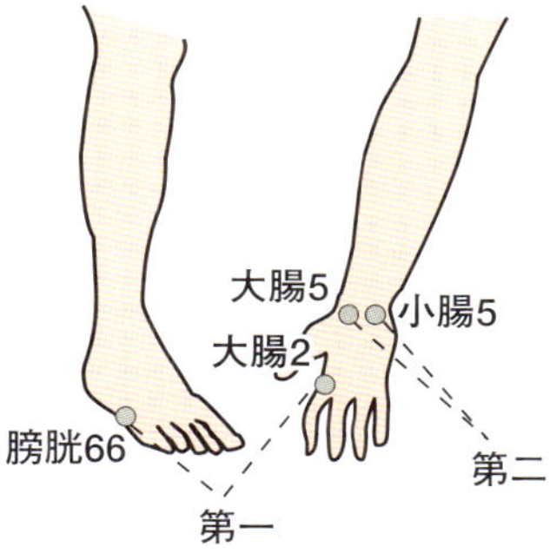

大腸経

大腸経

P153　大腿筋膜張筋
P154　ハムストリングス筋
P156　腰方形筋

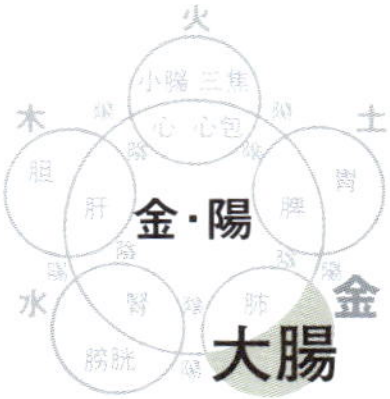

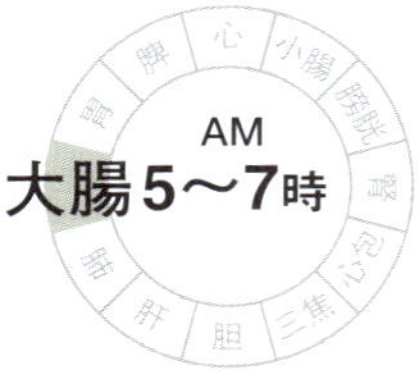

大腸経は、役立つ栄養物を消化の最終段階で吸収し、老廃物を蓄えて、最終的には排泄するという機能を持っています。大腸に入ってくる消化物の約80%が吸収されますがそのほとんどは水分であり、その一部は体内に取り込まれ、残りは膀胱へまわされます。そのため大腸経は水の新陳代謝にも深くかかわってきます。

この排泄の働きはとても重要です。大腸経がアンバランスである場合、肉体的、知的、感情的、精神的な毒が生み出されることがあるからです。

◇「排泄」から何を連想しますか?
◇「排泄」ばかりしていませんか?
◇役に立たなくなったものを蓄えてはいませんか?
◇「毒」にしがみついてはいませんか?
◇水を充分に補給していますか?

大腿筋膜張筋《だいたいきんまくちょうきん》

大腸経／だいちょうけい

◇「推進力」から何を連想しますか？ 人生行路を前進し、競争に打ち勝つ推進力を持っていますか？
◇「仁王立ち」するパワフルさを持っていますか？ 「仁王立ち」をやめることもできますか？
◇湯水と一緒に赤ちゃんを流してしまう（良いところを残さずにすべてを捨てる）傾向はありませんか？
◇手放すべきものにしがみついていませんか？

足先を内に向ける時、骨盤横の最上部から脚の側面にかけてこの筋肉の収縮を感じることができます。

このとても長い筋肉は、細い筋線維の帯がもっとも肉厚になっている骨盤部から脚の横側面を下りてきて膝の下まできています。太ももを前や横に上げる手助けをするほか、脚を横に上げて内旋させた状態を維持する働きもあります。また、日常動作では歩いたり走ったりしている時に足先の方向を変えるのに役立っています。大腿筋膜張筋が弱っている時、脚が伸びにくくなり外旋する傾向が生じ、歩行時や走行時につま先で地面をうまく蹴れなくなります。

105 L2

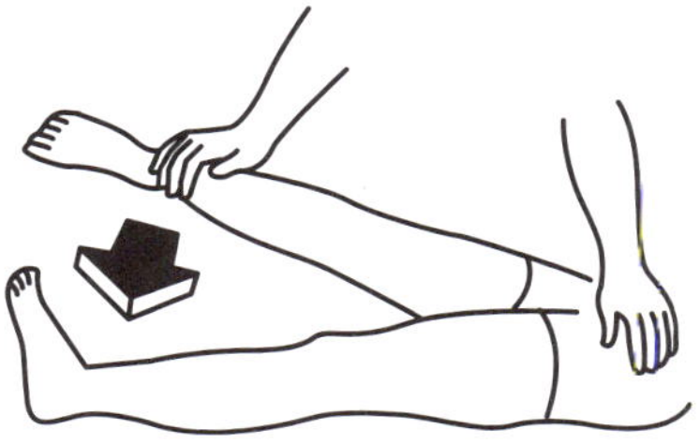

テスト

右脚を前方45度に上げて少し右横に広げ、右足先は内に向けます。術者は被験者の右くるぶしの外側に圧をかけ、脚を内下方へと押します。この時、術者は被験者の体が回転しないように被験者の左側の腰を支えてください。

左脚も同様にテストを行います。

ハムストリングス筋

大腸経／だいちょうけい

◇「方向転換」から何を連想しますか？ 緊急時に方向転換できますか？
◇走り回るパワーがありますか？ あるいはムダな力を使いすぎてはいませんか？
◇事態が急激に変化すると、緊張・ケガ・不快になることはありませんか？
◇湯水と一緒に赤ちゃんを流してしまう（良いところを残さずにすべてを捨てる）傾向はありませんか？

曲げた膝を伸ばす時に、骨盤と膝の間の太ももの裏にあるこの大きな筋肉の収縮を感じることができます。この筋肉は腕の三頭筋と同様、風変わりな収縮筋であるといえます。

・・・

太ももの裏側にあるこの強い筋肉には膝を曲げたまま太ももを開く働きがあり、走る時や、走りながら方向転換する際にとても重要です。そのため、この筋肉が弱いまま走行すると筋肉を傷めてしまうことがあります。また、この筋肉が弱いと、O脚やX脚をまねく場合もあります。

この筋肉は特に大腸経と関連があり、大腸に入った排泄前の老廃物から水分や役に立つ栄養物を吸収して、その体積を20%にまで減らします。

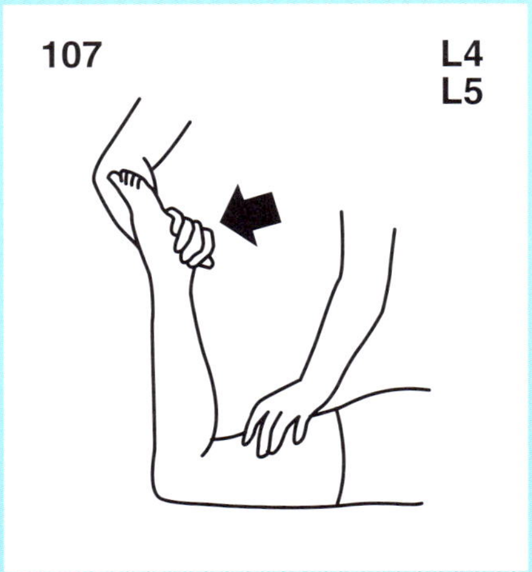

テスト

右膝を90度よりやや広めに曲げます。術者は自分の左手で被験者の右膝を固定し、自分の左手で被験者の右アキレス腱の後ろに圧をかけ、膝を伸ばす方向に押します。

左脚も同様にテストを行います。

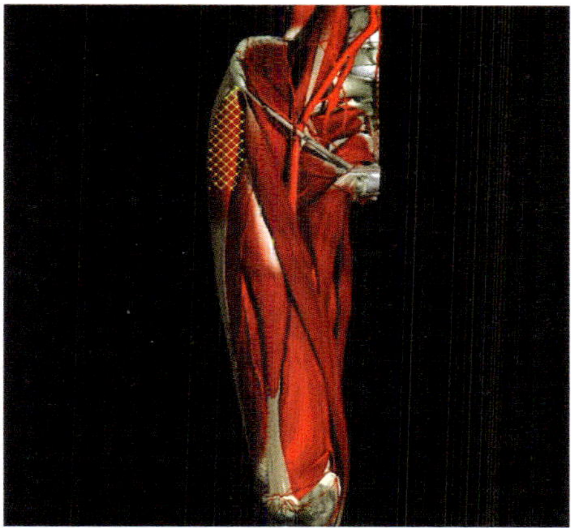

大腿筋膜張筋（右側 正面図）

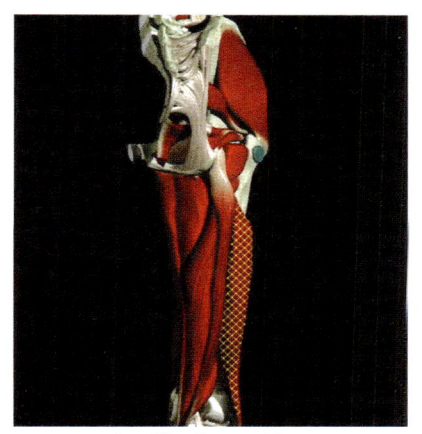

ハムストリングス筋の一部
【大腿二頭筋長頭】（右側 後面図）

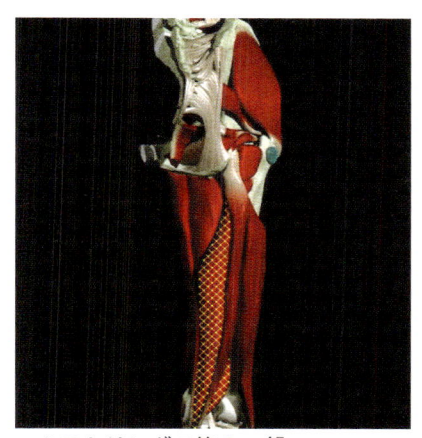

ハムストリングス筋の一部
【半膜様筋】（右側 後面図）

腰方形筋《ようほうけいきん》

大腸経／だいちょうけい

◇「直立不動」から何を連想しますか？直立の姿勢を保てますか？
◇背中が痛んでいませんか？原因は何だと思いますか？
◇より大きな安定を得る方法が分かっていますか？
◇仕事・人生・目標があなたを無理にねじ曲げようとしていませんか？
◇ 柳のような強靭さを兼ね備えた柔軟性を持っていますか？

上体を真横に倒した時に、第12肋骨と骨盤後部の上端との間でこの筋肉が収縮するのを感じることができます。

腰方形筋は背骨を横に曲げて骨盤に近づける働きを持つとても強い筋肉であり、腰を安定させる主要筋として機能しているため、背中の痛みにも関連しています。呼吸時に横隔膜の機能を助けているこの筋肉が弱い場合、横隔膜の機能に影響を与えるため、横隔膜に関連したほとんどの不調と関係します。

109

L4
L5

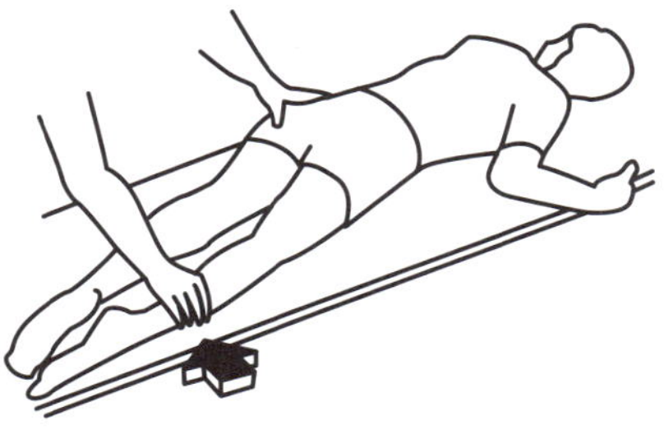

テスト

仰向けかうつ伏せで横になり、被験者は両手でベッドの端を持って上体を安定させ、腰を曲げるようにして両脚を右横へ持っていきます。この時、足先がベッドや床につかないように少し脚を持ち上げます。

術者は左手で被験者の左腰を固定し、右手で被験者の右足首の外側に圧をかけて両脚を中央へ向かうように押します。

左側も同様にテストを行います。

大腸経

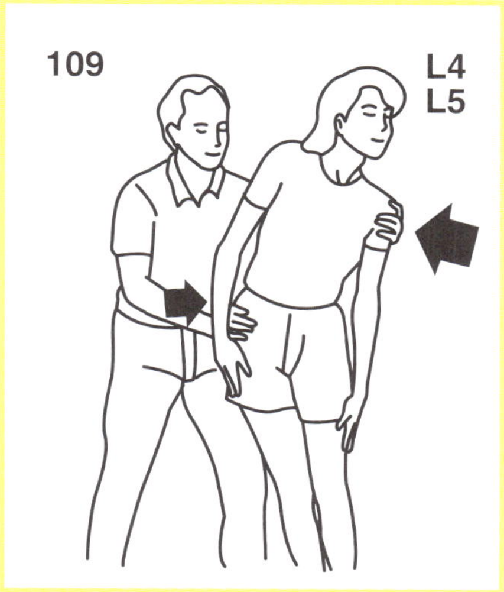

テスト

【立位でのテスト】

両脚をそろえて立ち、腰を右側にずらして左肩を左に傾けます。術者は右手を伸びた右腰に、左手を左肩に置き、両手にそれぞれ圧をかけてまっすぐ立つ方向に向けて押します。

右側も同様にテストを行います。

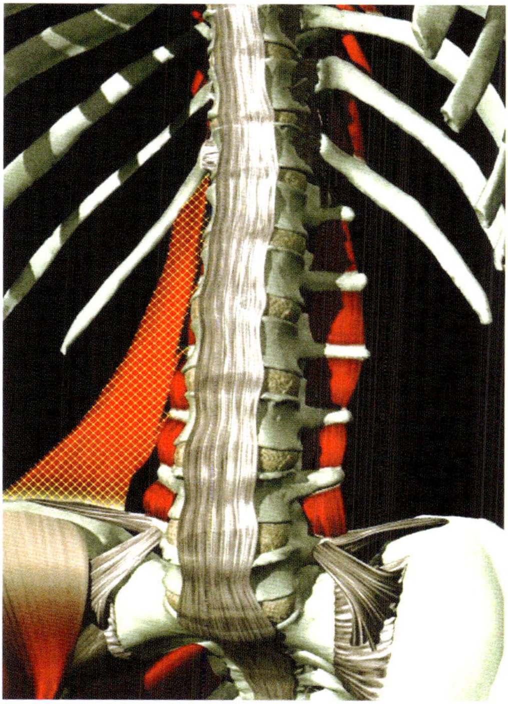
腰方形筋（右側 前面図）

タッチフォーヘルスについての問い合わせ先

国際キネシオロジー大学

International Kinesiology College (IKC)
住所:ACN 108 817 830
PO Box 2620 Nambour West
Queenland 4560 AUSTRALIA
電話:＋61-7-5441-3951
ファックス:＋61-7-5441-6388
メール:info@ikc-info.org
ホームページ:http://www.ikc-info.org

日本タッチフォーヘルス・キネシオロジー協会

Touch for Health Association Japan (TFHAJ)
〒277-0005 千葉県柏市柏3-1-9 森山ビル4F
電話: 04-7157-2767
ファックス: 04-7157-2768
メール: touch4health@kinesiology.jp
ホームページ: http://touch4health.kinesiology.jp/

タッチフォーヘルスの公式クラス

●タッチフォーヘルス　レベル1～4
●五行メタファー
●筋反射徹底マスター講座
●国際キネシオロジー大学認定インストラクター養成講座

タッチフォーヘルス関連グッズについての問い合わせ先

有限会社ワンブレインジャパン

〒534-0014 大阪市都島区都島北通1-15-3

電話：096-276-6505

メール：gakuin@kinesiology.jp

＜タッチフォーヘルス関連＞

書　籍

「タッチフォーヘルス健康法」　5,280円

「タッチフォーヘルスハンドブック　五行メタファー」　5,060円

＊価格はすべて税込です。

本書で使用している筋肉図について

本書で使用している精巧な立体解剖図は、英国・プライマル社の解剖図CD-ROMから特別使用許可を得て転載したものです。

さらに詳しい立体解剖図をご要望の方は、下記のホームページにアクセスしていただき直接DVDやCDをお求めになるか、有限会社ワンブレインジャパンにお問い合わせください。

http://www.primalpictures.com/（英語）

立体解剖図の主要なCD・DVDは以下の9種類です。

（1）頭・首　（2）肩　（3）手　（4）脊椎　（5）腹部・咽喉部

（6）臀部　（7）膝　（8）足・足首　（9）骨盤

価格は（1）～（8）まで各25,000円。（9）は35,000円です。

全9枚セットは95,000円です。＊価格はすべて税込です。価格は予告なく変更される場合があります。

詳しくはお問い合せください。

Touch for Health Pocketbook
With Chinese 5 Element Metaphors

Published by Touch for Health Education
6162 La Gloria Dr.
Malibu, California 90265

タッチフォーヘルス ハンドブック
五行メタファー

2004年11月20日 第1刷発行
2009年 7 月 1 日 第2刷発行
2023年 8 月 4 日 第3刷発行

著　　者 ジョン・F・シー＆マシュー・シー
訳　　者 石丸賢一
発 行 所 有限会社ワンブレインジャパン
〒534-0014 大阪府大阪市都島区都島北通1-15-3
電話：096-276-6505
発 売 元 株式会社市民出版社
〒167-0042 東京都杉並区西荻北1-12-1 エスティーアイビル
電話：03-6913-5579
メール：info@shimin.com
ホームページ：http://www.shimin.com

編　　集 クインテッセンス
デ ザ イ ン 中村吉則・岩本和弥・大築裕美
印刷・製本 水九印刷株式会社

ISBN 978-4-88178-054-1 C0047